Hans Ulrich Albonico

Gewaltige Medizin

Dr. med. Hans Ulrich Albonico

Gewaltige Medizin

Fragen eines Hausarztes zur Immunologie, zu den Impfungen gegen Kinderkrankheiten, zu AIDS und zur Gentechnologie

2., korrigierte Auflage

Verlag Paul Haupt
Bern · Stuttgart · Wien

Hans Ulrich Albonico, Arzt und Vater von vier Kindern, absolvierte nach seinem Medizinstudium in Bern die Ausbildung zum Facharzt für Allgemeine Medizin FMH. Nach ärztlichen Einsätzen in Asien und Afrika bildete er sich komplementärmedizinisch in Anthroposophischer Medizin und Homöopathie aus und eröffnete 1985 zusammen mit seiner Frau Danielle Lemann eine Gemeinschaftspraxis auf dem Lande. In zahlreichen Vorträgen, Seminarien und Beiträgen in Fachzeitschriften setzt er sich seit 1987 mit den Themen auseinander, welche Anlass zu diesem Buche gaben.

Die Deutsche Bibliothek – CIP-Einheitsaufnahme

Albonico, Hans Ulrich:
Gewaltige Medizin : Fragen eines Hausarztes zur Immunologie,
zu den Impfungen gegen Kinderkrankheiten, zu AIDS und zur Gentechnologie /
Hans Ulrich Albonico. –
2., korrigierte Auflage. –
Bern ; Stuttgart ; Wien : Haupt, 1998
ISBN 3-258-05856-3

Umschlaggestaltung: Atelier Nicholas Mühlberg, Basel
Dieses Papier ist umweltverträglich, weil chlorfrei hergestellt
Printed in Switzerland

Inhaltsverzeichnis

Einführung **7**

1. Gewaltige Medizin **11**

1.1. Gesundheit, Krankheit und Eigenverantwortlichkeit 11
1.2. Wandel im Krankheitsgeschehen 12
1.3. Polarität von Entzündung und Sklerose 14
1.4. Reduktionismus und Angst 18
1.5. Dogmatismus und Gewalt 20

2. Immunologie **23**

2.1. Schlachtfeld Immunreaktion 24
2.2. Immunsystem und Lebensorganismus 25
2.3. Neuro-Immunologie 27
2.4. Psycho-Neuro-Immunologie 29

3. Kinderkrankheiten - Kinderimpfungen **31**

3.1. Kinderkrankheiten und Immunkompetenz 32
3.2. Immunkompetenz durch Fieber 34
3.3. Immunität im ökologischen Gleichgewicht 35
3.4. Vom Wesen der Impfung 37
3.5. Medizin der Angst 39
3.6. Die Impfkampagne gegen Masern, Mumps und Röteln 42
3.6.1 Ausrottung der Kinderkrankheiten? 44
3.6.2 Unsicherheit des Impfschutzes 46
3.6.3 Impfkomplikationen 47

3.6.4 Nachhaltigkeit in der Medizin 48
3.6.5 Zwangsszenarium ins Ungewisse 50
3.7. Krankheit und Biographie 51

4. AIDS-Krankheiten 57

4.1. Geschichte der Virus-Hypothese bei AIDS 58
4.2. Die offizielle AIDS-Doktrin 61
4.3. Kritik der Virus-Hypothese 63
4.4. AIDS und Angst 71
4.5. AIDS und Mut 75

5. Gentechnik und Medizin 83

5.1. Die Verheissungen der Gentechnik 85
5.2. Die neue Furcht 88
5.3. Ernüchterung 91
5.3.1 "Human"-Insulin 91
5.3.2 Hepatitis-B-Impfung 93
5.3.3 Zystische Fibrose 95
5.4. Überwindung der Gen-Dogmatik 97

6. Die Zukunft: Eine freiheitlich-individuelle Medizin 101

Literaturnachweis und Anmerkungen 105

Einführung

Als ich vierzehn Jahre alt war, vermittelten mir meine Eltern einen Ferienaufenthalt bei einem Landarzt in Davos. Hier kam ich mit der Medizin zum ersten Mal direkt in Berührung. Ich durfte in der Praxis des Arztes mithelfen und in seinen Fachbüchern lesen. Fasziniert von den Möglichkeiten, mit denen z.B. ein schweres Herzleiden durch Operation am offenen Herzen behoben werden konnte, hatte ich bereits damals den Wunsch, Arzt zu werden. Ich suchte aber nach einem umfassenden Verständnis des gesunden und kranken Menschen.

Der Aufbruch der Psychosomatik wurde in den 60er Jahren weithin als schokkierend erlebt, in unserer Familie aber mit grossem Interesse verfolgt. Im Obergymnasium ackerte ich mich durch die Bücher von Thure von Uexküll und liess mich von den wissenschaftlich neuentdeckten Zusammenhängen zwischen Seele und Körper faszinieren. So las ich im Vorwort zu "Grundfragen der psychosomatischen Medizin":
"Psychosomatische Medizin stellt zunächst die These auf, der Einfluss seelischer Vorgänge auf die Entstehung und den Ablauf von Krankheiten sei ein Problem, das ebenso ernsthaft erforscht werden müsse wie der Einfluss chemischer, physikalischer oder bakterieller Prozesse."[1]

Damit war mein Interesse auch für psychische und psychiatrische Erkrankungen geweckt. Entsprechend wählte ich später nach meinem Medizin-Studium in Bern als erstes eine Assistenzarzt-Stelle an der Psychiatrischen Klinik in Münsingen.

Eine grosse medizinische Herausforderung bedeutete für mich ein Einsatz als medizinischer Koordinator für das Internationale Rote Kreuz (IKRK) 1979 an der thailändisch-kambodschanischen Grenze. Bei der Behandlung von unterernährten, dehydrierten (ausgetrockneten) Kindern, von Malariakranken und Kriegsverletzten hatten wir zwar "dank" der Dramatik des international bedeutsamen Geschehens eine riesige Infrastruktur zur Verfügung, aber unsere Bemühungen wurden in kurzer Zeit in Frage gestellt, weil durch die breite Behandlung mit Malariamitteln und Antibiotika Erreger resistent geworden waren.

Die Probleme und Grenzen unserer modernen westlichen Medizin wurden mir noch eindrücklicher zum Erlebnis während eines zweijährigen Aufenthaltes in Zimbabwe, wo ich zusammen mit meiner Frau, die auch Ärztin ist, ein Missionsspital ärztlich zu betreuen hatte. Vordergründig betrachtet konnten wir zweifelsohne viel helfen: mit Sectioeingriffen (Geburt eines Kindes durch den sogenannten Kaiserschnitt) und anderen chirurgischen Notfalloperationen, mit chemischen Mitteln gegen Malaria, Typhus und Tuberkulose. Dennoch hatten diese kurativen Bemühungen auf den Gesundheitszustand der Gesamtbevölkerung keinen Einfluss. Wirksamer schienen die Impfprogramme zu sein, aber die Frage bedrückte uns, ob die dazu notwendigen hohen Geldsummen nicht besser für die Bekämpfung der eigentlichen Krankheitsursachen wie Unterernährung, mangelnde Hygiene und soziale Desintegration eingesetzt werden sollten. Es war unverkennbar, dass unsere „westlichen" Medikamente vor allem auf kurzfristige Wirkungen ausgerichtet sind. Die behandelten Patienten kamen oft mit den selben Leiden wieder, bei Geschlechtskrankheiten mussten immer höhere Antibiotika-Dosen eingesetzt werden, die Tuberkulose- und die Malaria-Erreger wurden auch hier immer resistenter.

Tatsächlich werden die Errungenschaften der modernen naturwissenschaftlichen Medizin auch hierzulande zunehmend in Frage gestellt. Schon 1976 trat der Kulturkritiker Ivan Illich in seinem Buch "Limits to Medicine" mit der These an die Öffentlichkeit, dass sich "die etablierte Medizin zu einer ernsten Gefahr für die Gesundheit entwickelt habe".[2] Seither ist eine riesige Literatur zur Frage der iatrogenen (durch den Arzt verursachten) Schädigungen erschienen.

Bei den Medikamenten werden nicht nur Nebenwirkungen beklagt, auch die längerfristige Wirksamkeit vieler Mittel wird in Frage gestellt. So kommt Ulrich Abel vom Deutschen Krebsforschungszentrum in Heidelberg in einer Studie zur Wirksamkeit der gebräuchlichen Zytostatika (Krebsmittel) zum Schluss: "Auch heute noch, nach mehreren Dekaden intensiver klinischer Therapieforschung an zytostatischen Substanzen fehlt für die allermeisten Krebsarten jegliche Evidenz dafür, dass die mit diesen Substanzen durchgeführte Krebsbehandlung in ihrem Hauptanwendungsbereich, nämlich bei fortgeschrittenen Krankheitsstadien, überhaupt einen günstigen Einfluss auf die Lebenserwartung ausübt."[3] In jüngerer Zeit mehren sich die Befürchtungen, dass der weltweit unsachgemässe Einsatz von Antibiotika dazu führt, dass viele der grossen Infektionskrankheiten wieder im Vormarsch sind (s.S. 97f.).[4] "Eine der grossen medizinischen Leistungen des 20. Jahrhunderts, so schien es, war der Sieg über die Seuchen," schreiben Peter Sichrovsky und Peter Scheer in ihrem Buch "Resistent - Die Wiederkehr der Seuchen", "nun aber kehren die Krankheiten in ungeahnter Stärke zurück...Verantwortlich für die neuen Gefahren auf dem Gebiet der Infektionskrankheiten sind alle Beteiligten des Gesundheitsbetriebes: Ärzte, Pharmaindustrie und Patienten."[5]

Auch in der Chirurgie wird deren zunehmend breitere Anwendung mehr und mehr in Frage gestellt. Dabei betreffen die überflüssigen Operationen vor allem sozial schwächer gestellte Menschen und hier hauptsächlich Frauen.[6] So ist zum Beispiel die Hysterektomie (Gebärmutterentfernung), sofern kein Krebsverdacht besteht, heute ein umstrittener Eingriff. Verschiedene Untersuchungen in der Schweiz haben aufgezeigt, dass die Häufigkeit der Hysterektomie vom Aufklärungsniveau der betroffenen Frauen und von der Anzahl operierender Gynäkologen in einer Gegend abhängig ist.[7] Durch eine Aufklärungskampagne konnte die Anzahl der Hysterektomien im Kanton Tessin um 30% gesenkt werden.[8] Ein anderes Beispiel aus den USA zeigte anhand einer von der Regierung lancierten Untersuchung, dass die meisten Frauen mit Brustkrebs, welche in den letzten 12 Jahren eine Mastektomie (operative Brustentfernung) über sich ergehen liessen, keinen therapeutischen Nutzen von diesem verstümmelnden Eingriff hatten, weil die operative Herausnahme nur gerade des Tumorknotens ebenso gute Ergebnisse bringt.[9] Dennoch setzt sich die brusterhaltende Therapie des Brustkrebses erst allmählich und nur dank dem entschiedenen Einsatz der Frauen durch. Ärzte und ihre Angehörige lassen sich selber wesentlich seltener wegen nicht dringenden Leiden wie Leistenbrüchen oder Hämorrhoiden operieren als die übrige Bevölkerung.[10] Eine zusätzliche Problematik erwächst der Chirurgie in jüngster Zeit aus den vielschichtigen offenen Fragen der Organtransplantationen.

Immer mehr Patienten erleben so das gewaltige Potential unserer modernen Medizin als etwas Gewalthaftes. Sie begegnen einer Medizin, die mit immer härteren Mitteln, mit "Stahl und Strahl", aber auch immer stärkeren Chemotherapeutika gegen den Feind Krankheit ins Feld zieht. Sie erleben die moderne Medizin als unpersönlich und dogmatisch. Entsprechend ertönt der Ruf nach einer "sanften und natürlichen Medizin". Aber so scharf die Kritik an der "Schulmedizin" dabei ausfällt, so unkritisch kommen dann oft alle erdenklichen Methoden der "sanften Medizin" zur Anwendung. Das führt nicht nur zur Gefahr, dass schwerwiegende Diagnosen verpasst werden, sondern vor allem zu sämtlichen Formen von Gegendogmatismus.

Auf der Suche nach Überwindung solch gegensätzlicher Positionen hatte ich mich mittlerweile in die anthroposophische Medizin eingearbeitet. Bei der psychosomatischen Medizin von Thure von Uexküll hatte mich die Erweiterung des Blickfeldes zu seelischen Vorgängen begeistert, bei der Medizin Rudolf Steiners faszinierte mich die Hinwendung zur Erforschung geistiger Zusammenhänge. So las ich im ersten Kapitel des Buches "Grundlegendes für eine Erweiterung der Heilkunst" scheinbar ganz einfach: "Anthroposophie fügt zu der Erkenntnis des physischen Menschen, die allein durch die naturwissenschaftlichen Methoden der Gegenwart gewonnen werden kann, diejenige vom geistigen Menschen."[11] Im Gegensatz zu meinen mitgebrachten Vorurteilen war da also gar nichts Mysteriöses, aber es ging darum, das Geistige im Menschen anzuerkennen und mitzuberücksichtigen. Dass uns die dazu notwendige Forschungsmethode[12,13] wenig vertraut ist und jedem naturwissenschaftlich orientierten Menschen zunächst Schwierigkeiten macht, ist ein anderes Problem. Wichtig war für mich dabei der Ausgangspunkt der Freiheit im Denken, wie ihn Steiner in seinem grundlegenden Werk "Philosophie der Freiheit" aufgezeigt hat.[14] Ich konnte also nichts von meiner Freiheit verlieren, ganz im Gegenteil. Da gab es grundsätzlich keinen Raum für Dogmatismus. Ich hielt es auch bedeutsam für unsere Zeit, dass die anthroposophische Medizin von einer Frau begründet worden war. Die Zürcher Pionierärztin Ita Wegman hatte sie in Zusammenarbeit mit Rudolf Steiner in sehr praxisbezogener Weise in einem "Klinisch-therapeutischen Institut" in Arlesheim entwickelt. Dieser Praxisbezug war für mich schliesslich das Entscheidende. In der gemeinschaftlichen Praxis, die meine Frau und ich nach unserer Rückkehr aus Zimbabwe eröffneten, wurde die anthroposophische Heilkunst zu einer jederzeit an der alltäglichen Praxiswirklichkeit überprüfbaren Medizin. Durch sie lernten wir auch die Phytotherapie (Pflanzenheilkunde), die klassische Homöopathie (Behandlung mit potenzierten Heilmitteln) und zahlreiche künstlerische Therapien kennen.

Angesichts der grossen und komplexen Probleme der modernen Medizin halte ich es für wichtiger, die richtigen Fragen zu suchen, als voreilige Antworten anzustreben. Mit einigen dieser Fragen habe ich mich in den letzten zehn Jahren selber und anlässlich einer Reihe von Vorträgen mit einem durchwegs interessierten und engagierten Publikum besonders auseinandergesetzt. Diese Fragen betreffen das aktuelle Paradigma (Sichtweise) der Immunologie, die Bedeutung von Kinderkrankheiten und Kinderimpfungen, die Frage der Ursachen der AIDS-Erkrankungen sowie die Verheissungen der Gentechnologie in der Medizin. Auf Anregung verschiedener Vortrags- und Seminarteilnehmer und -teilnehmerinnen habe ich mich entschlossen, einige Gedanken zu diesen Themen im Rahmen eines Buches zu veröffentlichen.

Das Buch richtet sich an Laien und Fachpersonen, die sich mit diesen Themen auseinandersetzen möchten. Dazu schien es mir unumgänglich, meine Darstellungen auf eine saubere Literaturdokumentation abzustützen. Die Ziffern im Text verweisen auf das Literaturverzeichnis auf Seite 105ff. und sollen den Leser/die Leserin dazu ermuntern, meine Aussagen kritisch zu überprüfen und nach Bedarf zu vertiefen.

Mein Dank geht in erster Linie an meine Frau, welche unsere Praxis weitergeführt und meine Schreibarbeit liebevoll mitgetragen hat. Meinen Arztkollegen Erich Vogt und Richard Heiligtag und meinem Bruder Rudolf möchte ich meinen Dank aussprechen für ihre kritische Durchsicht des Manuskripts und konstruktive Anregungen. Besonders dankbar bin ich auch Lukas Hartmann für seine umfassende Beratung. Meinem Verleger, Men Haupt, danke ich für die Ermunterung zum Schreiben, und meinem Lektorat für die engagierte Zusammenarbeit.

1. Gewaltige Medizin

1.1. Gesundheit, Krankheit und Eigenverantwortlichkeit

"Health for all by the year 2000" - "Gesundheit für alle im Jahr 2000": mit dieser Forderung läutete die Weltgesundheitsorganisation (WHO) 1978 an ihrer Weltkonferenz in Alma Ata die medizinischen Programme des letzten Viertels unseres Jahrhunderts ein.[15] Gemeint war mit dieser Maxime ursprünglich die weltweite Bemühung um einen freien Zugang zu einer adäquaten Gesundheitsversorgung; "health" stand für "health care" - "Gesundheitsversorgung". Besonders ins Auge gefasst waren die Länder der sogenannten Dritten Welt mit ihren meist gravierenden medizinischen Versorgungsdefiziten. Während der WHO Weltkonferenz wurden wichtige Postulate formuliert, wie z.B. in Artikel 8, wo für alle medizinischen Programme "maximale Eigenverantwortlichkeit der Bevölkerung und des Individuums sowie Teilnahme an Planung, Organisation und Kontrolle" verlangt wird. Diese Forderung wurde 1988 an der Weltkonferenz in Riga bekräftigt: "Die Menschen sind zu befähigen, ...dass sie die Verantwortung für ihre eigene Gesundheit übernehmen können".[16] Zu dieser Eigenverantwortlichkeit gehört vor allem auch die Definition der regional vordringlichsten Gesundheitsprobleme, welche überindividuelle, kampagnemässige und damit staatlich (mit-)getragene Gesundheitsprogramme erforderlich machen. So liegt es auf der Hand, dass die Bevölkerung von Zimbabwe 1980, nach einem langen Befreiungskrieg, nach einer dreijährigen Dürreperiode, bei einer Unterernährungs-Rate der Kleinkinder von 20%, die Masern mit einer umständeentsprechend massiven Sterblichkeit von bis zu 10% als zentrales Gesundheitsproblem erkannte und eine Impfkampagne gegen die Masern in die Wege leitete. Demgegenüber ist zu bezweifeln, ob die Bevölkerung der Schweiz 1987, wenn sie bei der Einführung der nationalen Impfkampagne gegen Masern, Röteln und Mumps (s.S. 42ff.) befragt worden wäre, diese hierzulande grösstenteils als harmlos erlebten Kinderkrankheiten als eines der wichtigsten Gesundheitsprobleme unseres Landes definiert hätte.

Bei der Umsetzung des oben genannten Leitsatzes trat indessen eine verhängnisvolle Sinnverschiebung auf. "Health" wurde zunehmend gewissermassen als "Recht auf Gesundheit" verstanden. Was als berechtigte Forderung formuliert worden war für die weltweite Verbesserung des Gesundheitswesens, wurde zu einem höchst problematischen Anspruch: Gesundheit sozusagen als staatlich garantierter Besitzstand. Und zwangsläufig leitete sich daraus das Postulat nach Ausrottung der Krankheiten ab - Krankheit wurde damit ohne weitere Hinterfragung in den Bereich des Menschenfeindlichen, des Unmenschlichen gewiesen. Damit war, insbesondere im Bereich der Infektionskrankheiten, die Sicht des Abwehrkampfes mit allen möglichen Waffen gegen die feindlichen Krankheitserreger programmatisch fixiert. Die Definition der Krankheiten und damit die Entscheidung über den Einsatz der Abwehrstrategien wird dabei weitgehend den "Experten" überlassen, ohne dass sich die Hauptbetroffenen im klaren sind, wer diese Experten sind und wie sie sich rekrutieren.

Gleichzeitig begegnete ich in unserer Praxis immer mehr Patienten und Eltern von kranken Kindern, die die Frage stellten, ob Krankheit nicht auch einen Sinn haben könnte. Demnach könnte Krankheit eine potentiell bedeutsame Etappe im Lebenslauf eines Menschen darstellen, und die Frage wäre dann berechtigt, ob Krankheit nicht ebenso zum Menschsein gehört wie Gesundheit. Tatsächlich kann ja Gesundheit nicht einfach als Normalzustand begriffen werden, sondern ist ein prozesshaft-dynamisches Geschehen, das eine stetige Bemühung verlangt. Gesundheit und Krankheit sind damit aber Ausdruck der je individuellen Biographie, grundsätzlich in die Eigenverantwortlichkeit des Einzelnen gestellt. Diese Sicht vertreten bedeutende Ärzte, die sich um die Erhaltung - oder Wiederfindung - eines humanistisch-ganzheitlichen Verständnisses in der Medizin bemüht haben und bemühen; so etwa Professor Frank Nager, ehemaliger Chefarzt der Medizinischen Klinik im Kantonsspital Luzern, der in seinem Werk "Goethe - der heilkundige Dichter"[17] aufzeigt, dass das gesamte Werk Goethes nicht denkbar wäre ohne die vielen schweren Krankheiten von den Pocken bis zum Herzinfarkt, die der Dichter durchgemacht hat. Ähnliches kennen wir ja für die meisten "grossen" Persönlichkeiten der Kulturgeschichte, wie das der Arzt Dieter Kerner für berühmte Musiker, von Wolfgang Amadeus Mozart bis zu Arnold Schönberg, zusammengetragen hat.[18]

Wir leben also mit einer bemerkenswerten Polarisierung in der Sicht von Gesundheit und Krankheit, und die Gefahr besteht, dass diese Polarisierung weiter zunehmen wird. Wie kommt es zu derart polaren Sichtweisen?

1.2. Wandel im Krankheitsgeschehen

Wenn man den Zahlen folgt, geht es uns in der Schweiz gesundheitlich heute so gut wie noch nie. Die durchschnittliche Lebenserwartung bei Geburt ist höher als je zuvor: für Frauen über 80 Jahre, für Männer um 75 Jahre.[19] Die Schweiz liegt damit nach Island an der Spitze der 50 Länder Europas.[20] Konkret bedeuten diese Zahlen: Wenn heute ein Mädchen geboren wird, so erwarten wir, dass es das Jahr 2077 erleben wird; ein Junge soll - gemäss Statistik - durchschnittlich bis zum Jahr 2072 leben. Um die letzte Jahrhundertwende lag die mittlere

Lebenserwartung eines neugeborenen Menschen noch unter 50 Jahren. Diese hohe Lebenserwartung hat verschiedene Gründe, vor allem ist sie eine Folge der Abnahme der Säuglingssterblichkeit. Um 1900 starb in unserem Land noch jeder siebte Säugling, heute einer von 200. Damals gab es auch bei uns noch die grossen fieberhaften Infektionskrankheiten, allen voran die „weisse Pest", die Tuberkulose, die damals so gefürchtet war wie heute der Krebs. Die Lebenserwartung der Erwachsenen ist ebenfalls angestiegen, aber in viel geringerem Ausmass: Die Lebenserwartung der 65-Jährigen hat seit 1900 nur um sechs Jahre bei den Männern und um zehn Jahre bei den Frauen zugenommen. Die Überalterung der Bevölkerung ist also weniger dadurch bedingt, dass die Menschen - wenn sie die Kindheit überwunden haben - sehr viel älter würden, als durch die Tatsache, dass die Kinderzahl zurückgegangen ist.

Heute machen die Infektionskrankheiten nicht mehr als 1-2% aller Todesfälle aus; die grossen Fieberkrankheiten sind zur Zeit stark in den Hintergrund getreten. Kaum haben Erwachsene bei Infektionen noch hohes Fieber. Aber wir kennen auch die Schattenseiten unserer modernen Zivilisation: Laut der Todesursachenstatistik der Schweiz[21] starb 1980 jeder zweite an einem Herz-Kreislauf-Leiden, heute sind es noch 43%. Jeder dritte erkrankt an Krebs, und jeder vierte stirbt daran. Die Krebserkrankungen sind insgesamt im Zunehmen begriffen. 5,4% der Todesfälle sind durch Unfälle und Gewalt bedingt, und 2,4% durch Selbstmord: das sind täglich vier Menschen, worunter immer häufiger Mädchen und Frauen.

Das Krankheitsgeschehen ist in stetem Wandel begriffen. Die Krankheiten, welche mit Fieber und Entzündung einhergehen, wie dies bei den typischen früheren Infektionskrankheiten der Fall war, sind bei uns seit der letzten Jahrhundertwende stark zurückgegangen oder beinahe verschwunden. Dafür haben die sogenannten degenerativen Kreislaufkrankheiten, die durch Verhärtungs- und Ablagerungsprozesse der Blutgefässe gekennzeichnet sind, die Immunschwächekrankheiten und Allergien, sowie die Krebserkrankungen zugenommen. Es ist grundsätzlich sehr schwierig, diese Krankheitsverlagerungen im Verlaufe der Zeit verlässlich nachzuweisen, weil die Wahrnehmung und Bezeichnung der Krankheiten stark variiert.[22] Versuchen wir jedoch einmal, die „Signatur" dieser Krankheitsprozesse zu erfassen: Entzündung bedeutet Wärme, Rötung, Schwellung, Aktivierung von Stoffwechsel und Immunsystem - Entzündungskrankheiten sind demnach gewissermassen Äusserungen von überschäumendem Leben. Demgegenüber äussern sich in der Degeneration und Sklerose Abbau- und Ablagerungsprozesse, Kälteprozesse, in denen das Leben erstirbt. Das Gewicht hat sich also bei uns von den fieberhaft-entzündlichen zu den degenerativen Krankheiten hin verschoben. Viele Menschen erkranken gewissermassen an einem Mangel innerer Wärmeprozesse.

Diese Signatur der chronischen Kältung tritt uns auch bei vielen Krebskranken entgegen, weshalb die Hyperthermie (Überwärmungsbehandlung) gerade in neuerer Zeit wieder aufgegriffen wurde (s.S. 34f.). Zudem erlebt der Krebspatient oft lange vor Ausbruch der physischen Erkrankung eine gewisse Schwere und Düsterheit. Ein Beispiel dafür findet sich in der Erzählung "Mars" von Fritz Zorn, der als einer der ersten seine Krebskrankheit selber beschrieben hat. Er beginnt sein Buch mit der Feststellung:
"Ich bin jung, reich und gebildet, und ich bin unglücklich, neurotisch und allein. Ich stamme aus einer der allerbesten Familien des rechten Zürichseeufers, das man auch die Goldküste nennt. Ich bin bürgerlich erzogen worden und mein ganzes Leben lang brav gewesen. Natürlich habe ich auch Krebs, was aus dem Vorhergesagten eigentlich als selbstverständlich hervorgeht...".[23]
Bereits in diesen wenigen Sätzen drückt sich eine immense Verzweiflung und Düsterheit aus: die Düsterheit der Depression, welche auch in der hohen Suizidrate unserer Zeit einen statistisch fassbaren Niederschlag findet. So tritt uns in den modernen Krankheiten oft eine grosse Dunkelheit entgegen. Immer mehr Menschen erkranken sozusagen an einem Mangel an „innerem Licht".

So finden wir uns am Ausgang des 20.Jahrhunderts vor dem Hintergrund einer noch nie dagewesenen Lebenserwartung, bemerken aber gleichzeitig im Überhandnehmen der chronischen Abbaukrankheiten und Immunschwächezuständen einen Rückgang der Lebenskräfte. Es überrascht nicht, dass gerade zu diesem Zeitpunkt die sogenannten AIDS-Krankheiten aufgetreten sind (s.S. 57ff.).

1.3. Polarität von Entzündung und Sklerose

Die Sicht einer Polarität zwischen aufbauenden Lebenskräften und abbauenden Todesprozessen war in der Medizin immer schon in der einen oder andern Weise vorhanden. In der von Rudolf Steiner und Ita Wegmann 1920 begründeten anthroposophischen Medizin spielt sie eine zentrale Rolle, wurde aber schon hundert Jahre früher vom Schweizer Arzt und Philosophen Ignaz Paul Vital Troxler ausführlich erläutert.[24] Dieser bedeutsame Arzt ist in der neueren Zeit fast völlig vergessen worden, war aber im 19. Jahrhundert in Europa weit herum als Vertreter des deutschen Idealismus bekannt. Troxlers zentrales Anliegen war es, zunächst die zeitgenössische Philosophie, damit aber auch die Medizin über den Weg der Erkenntniswissenschaft in eine exakte Wissenschaft des Übersinnlichen zu verwandeln, welche Troxler schon damals „Anthroposophie“ genannt hat.[25]

Der Antagonismus zwischen Entzündung und Sklerose ist seit langem Gegenstand medizinischer Forschung. Der Pathologe Carl Freiherr von Rokitansky wies Mitte des 19. Jahrhunderts auf die Tatsache hin, dass Tuberkulosepatienten nur höchst selten an Krebs erkranken. 1910 publizierte der Wiener Chirurg R. Schmidt seine epochemachenden Beobachtungen der Krankengeschichten von Krebspatienten. Darin stellt er fest, „dass in der Vorgeschichte von Krebskranken so überaus häufig die Angaben wiederkehren: sie seien stets gesund gewesen, sie hätten keine fieberhaften Krankheiten überstanden. Diese Angabe wiederholte sich wie eine Art Refrain".[26] Nach weiteren 38 Beobachtungsjahren bestätigte Schmidt diesen Zusammenhang in seinem klassischen Lehrbuch "Therapie und Prophylaxe Innerer Krankheiten".[27] Schmidt versuchte selber, den Sachverhalt so zu erklären:
"Ein Kausalzusammenhang könnte ... insofern bestehen, als unter dem Einfluss von Infektionsprozessen der konstitutionelle Boden in einer Weise umgepflügt werden könnte, so dass die Disposition zur Erkrankung an Krebs bedeutend absinkt. Es käme solcher Art von Infektionskrankheiten eine gewisse Krebsprophylaxe zu. Ist dem so, so würde gerade unsere moderne Hygiene, wenigstens insofern sie das Auftreten von Infektionskrankheiten eindämmt, die Häufigkeit der Krebserkrankung fördern. Der Szylla der Infektionskrankheiten ausweichend, würden wir der Charybdis des Krebses entgegensteuern“.[28]
Diese bemerkenswerte Befürchtung publizierte Schmidt im Jahre 1910, seither scheint sich seine Hypothese zu erhärten. Der Pädiater Peter Scheer von der Universitäts-Kinderklinik in Graz stellt 1995 fest:
"So hat der verbesserte Infektionsschutz durch Hygiene, Ernährung und medizinischen Fortschritt auch seinen Preis. Durch die geringe Zahl an Infektionen, denen die Bevölkerung in der ersten Welt ausgesetzt ist, entwickelt sie eine eingeschränkte Abwehrkraft. Zugleich schwächt sich die Fähigkeit ab, körpereigene Zellen zu bekämpfen, die sich unkontrolliert vermehren und ihre Funktion verlieren, wie das bei Tumorzellen der Fall ist."[29]

Diese grundlegenden Krankheitstendenzen der Entzündung und der Sklerose sind in jedem Menschen veranlagt. Gesundheit kann gesehen werden als die andauernde Bemühung um das Gleichgewicht, die Harmonie zwischen diesen Kräften, die letztlich Ausdruck sind der Urpolarität des Lebens zwischen Aufbau und Abbau, zwischen Wachsen und Welken, zwischen Werden und Vergehen. Die aufbauenden Kräfte im menschlichen Organismus wirken primär durch die Verdauung, den Stoffwechsel, erkennbar etwa in der Erwärmung des Organismus oder in der Muskelkraft. Sie sind Grundlage für das Wachstum. So werden z.B. die Zellen des Dünndarms innert weniger Tage abgestossen und durch neue ersetzt; im Darm herrscht sozusagen ein "physiologischer Entzündungszustand". Demgegenüber wirken die abbauenden Kräfte mehr vom Nervensystem aus. Sie begrenzen das Wachstum, erkennbar etwa an der geringen Regenerationsfähigkeit der Nervenzellen, und ermöglichen damit den hohen Differenzierungsgrad dieser Zellen als Grundlage des Denkens. Das Nervensystem befindet sich gleichsam an der äussersten Lebensfähigkeit, in einem "physiologischen Degenerationszustand", welcher aber die Wahrnehmungs- und Denkfunktionen erst ermöglicht. Man kann sich ein Bild machen von der Bedeutung dieses Gegensatzes, wenn man sich einmal bemüht, in einem Fieberzustand, bei dem die Stoffwechselprozesse auch das Gehirn überfluten, klar zu denken und "kühlen Kopf" zu bewahren!

Ein Überhandnehmen der Aufbaukräfte kann z.B. bei einer fieberhaften Angina erlebt werden: Rötung, Schwellung, Überwärmung und Schmerz zeigen die Entzündung an, Fieber, beschleunigter Puls und rasche Atmung die Steigerung des Stoffwechsels und die Aktivierung des Immunsystems. Die Tätigkeit des Gehirns ist demgegenüber eingeschränkt, was sich in Benommenheit, Schläfrigkeit und Verwirrtheit äussert. Im Extremfall tritt ein Fieberkrampf mit völligem Schwinden des Bewusstseins auf. Wenn dieser Prozess durch die Regulationskräfte des Organismus oder gegebenenfalls durch die Einwirkung von entzündungs- und fieberbegrenzenden Heilmitteln nicht aufgefangen wird, kann es zur Gewebsauflösung bis hin zur Abszessbildung kommen oder zu einer Krankheitsausbreitung in den ganzen Körper. Wird die Angina aber erfolgreich durchgemacht, so geht der Organismus gestärkt aus der Krankheit hervor. In den grossen Seuchen nahm dieser Fieberprozess mitunter die Dimension einer versengenden Feuersbrunst an, wie es Albert Camus in seinem klassischen Werk "Die Pest" in der Schilderung eines pestkranken Kindes erschütternd beschreibt:
"Eben zog sich das Kind mit einem Stöhnen wieder zusammen, als wäre es in den Magen gebissen worden. Während langer Sekunden blieb es so gekrümmt, von Schauern und krampfartigem Zittern geschüttelt, als würde sein zarter Leib von dem wütenden Pestwind geknickt und unter dem feurigen Atem des Fiebers zerbrochen. Wenn der Sturm vorüber war, entspannte es sich ein wenig, das Fieber schien sich zurückzuziehen und es schwer atmend auf einem feuchten und vergifteten Ufer liegen zu lassen, wo die Ruhe schon dem Tode glich. Als die glühende Flut das Kind zum drittenmal erreichte und es ein wenig emporhob, kauerte es sich zusammen, kroch voll Entsetzen vor der sengenden Flamme tiefer ins Bett, bewegte den Kopf wie irrsinnig und warf die Decke von sich..."[30]

Der gegenteilige Prozess, das Überhandnehmen der Abbaukräfte, kann beispielsweise bei einem Patienten mit fortgeschrittenem Krebs sichtbar werden - blass und eingefallen liegt er da, streckt uns eine kalte, knochige Hand entgegen, dabei ist er aber geistig hellwach und aktiv und leidet unter Schmerzen. Die Stoffwechselprozesse sind verlangsamt oder zum Erliegen gekommen, und der Krankheitsprozess kann nur selten aufgehalten werden. Alexander Solschenizyn zeichnet dieses Bild eindrücklich im zweiten Buch seiner "Krebsstation": "Der alte Usbeke Mursalimow, ein ehemaliger Kolchosenwächter, lag auf dem Rücken ausgestreckt in seinem schmutzigen Bett, wie immer die abgetragene Tjubetejka auf dem Kopf. Er war wahrscheinlich schon deshalb zufrieden, weil ihn augenblicklich kein Husten plagte. Die Hände über der ruhig atmenden Brust gekreuzt, starrte er auf einen Punkt an der Zimmerdecke. Bronzefarbene Haut umspannte seinen ganzen Schädel: die Kanten des Nasenknochens, die Jochbeine und der Kinnknochen unter dem spärlichen Bärtchen zeichneten sich scharf ab. Seine Ohren waren ganz dünn und bestanden nur aus flachen Knorpeln. Er brauchte nur noch ein wenig dürrer und dunkler zu werden, um einer Mumie zu gleichen."[31]

Damit diese polaren Kräfte im Organismus nicht brüsk aufeinanderprallen, sondern sich in allen Organen je nach funktioneller Aufgabe durchdringen können, verfügt der Organismus über eine geniale Einrichtung, nämlich sein rhythmisches System. In Herzschlag, Ein- und Ausatmung, im rhythmischen Pulsieren des Blutes kommt die Vermittlung zwischen den Extremen zum Ausdruck. Rhythmus kann als Einführung von Zeit in den Raum angesehen werden, wodurch das Räumliche gegliedert und das Gegensätzliche versöhnt wird. Nicht zufällig erleben wir unser Herz-Kreislaufsystem als das wichtigste für unsere Gesundheit. Und vermutlich nicht zufällig ist gerade dieses System, wie wir sehen werden, heute besonders krankheitsanfällig.

Das Paradigma der Dreigliederung des menschlichen Organismus[32,33] wird bei Rudolf Steiner mit Bezug auf das Psychisch-Geistige erörtert: Die Denkfähigkeit des Menschen basiert auf den vornehmlich im Gehirn wirksamen Abbaukräften, unser menschliches Fühlen auf den Ausgleichs- und Vermittlerkräften des rhythmisch tätigen Herz-Kreislauf-Lungensystems, unser Wollen auf unseren vorwiegend im Verdauungssystem wirkenden Aufbaukräften.[34] Damit erweiterte Steiner den in der Psychologie damals gängigen Dualismus von Denken und Fühlen und zeigte auf, dass dem menschlichen Wollen die Bedeutung einer eigenständigen Seelenkraft zukommt, wie das etwa Pestalozzi in seinem Postulat einer Menschenerkenntnis nach "Kopf, Herz und Hand" schon angebahnt hatte. So banal sich diese Gliederung in der schematischen Vereinfachung ausnehmen mag, so bedeutsam ist sie für das Verständnis der Kräftewirksamkeiten in organischen Systemen, so z.B. auch in sozialen Organismen.[35,36]

Wenn wir unsere Zivilisation unter solchen Gesichtspunkten betrachten, so können wir einerseits ein Überhandnehmen der abbauenden Kräfte des Intellekts feststellen, von Denkprozessen, die nicht mehr von aufbauenden synthetischen Lebenskräften durchdrungen sind; andererseits bemerken wir in den überaus häufigen Erkrankungen von Herz und Kreislauf eine Schwächung des vermittelnden rhythmischen Systems - eine Erscheinung, welche unter dem Schlagwort "Verlust der Mitte" bekannt geworden ist. Auf beides soll in der Folge näher eingegangen werden.

1.4. Reduktionismus und Angst

Während die Wissenschafter früher etwa in der staunenden Betrachtung des Sternenhimmels oder in der ehrfürchtigen Beschreibung der Natur noch das ganze Universum zu erfassen suchten, reduzierte die naturwissenschaftliche Forschung seit René Descartes (1596-1650) und Galileo Galilei (1564-1642) die Natur auf ihre physischen Bestandteile, die man exakt zu beschreiben und nutzbar zu machen versuchte.
Physik und Chemie zergliederten die Materie in immer kleinere Bestandteile, man gelangte zum Molekül, zum Atom, zum Atomkern. In der Atomspaltung und der Atomkernfusion kamen ungeheure Energiepotentiale zum Ausdruck. Die "Konzentration auf den Punkt" bescherte dem Menschen ungeahnte Energiequellen, aber auch Gefahrenpotentiale. Biologie und Medizin beschritten ähnliche Wege. Entsprechend den bahnbrechenden Entwicklungen von Mikroskop und analytischem Labor drangen die Forscher immer tiefer in die Struktur von Organen und Geweben vor. In der Mitte des 19.Jahrhunderts begründete Rudolf Virchow die Zellularpathologie: die Zelle wurde als kleinster Baustein des Organismus gesehen. Dann fokussierte man die Optik auf den Zellkern und entdeckte darin die Chromosomen: kleinste "Farbkörperchen" als Träger der Erbsubstanz. Und 1953 folgte die bahnbrechende Entdeckung der berühmten Doppelhelix der DNS (Desoxyribonukleinsäure) durch Watson und Crick, die eine weltweite Faszination auszulösen vermochte. "Eine Molekularstruktur von solcher Schönheit musste nach unserer Überzeugung einfach existieren," erinnerte sich Watson später, "...wir wurden berühmt, weil die DNS ein meisterhaftes Molekül ist".[37] Man ging allgemein davon aus, in diesen gentragenden Mikromolekülen die letzten Geheimnisse des Lebens zu finden. Gleichzeitig wurden die Krankheitserreger erforscht: die Einzeller waren schon unter den ersten Mikroskopen sichtbar, mit der Verbesserung der Instrumente gelang

später die Darstellung der Bakterien. Die Einführung des Elektronenmikroskops ermöglichte den Nachweis von Viren, und die Fortschritte der biochemischen Analytik die Entdeckung der Prionen. Ähnlich wie in der Physik schreibt man diesen kleinsten Partikeln ein riesiges Kräftepotential zu und malt sich - etwa im Film "Outbreak" - aus, wie die ganze Menschheit durch einen Ausbruch etwa des Ebola-Virus oder der Rinderwahnsinn-Prionen zugrunde gehen könnte.

Bei dieser Forschungsentwicklung läuft die Medizin Gefahr, zu übersehen, dass sie es nicht wie die Physik mit toter Materie zu tun hat, sondern mit lebendigen Organismen. Die Medizin wurde immer mehr von der Pathologie, also der Untersuchung am toten Leichnam, und von der Laborchemie bestimmt. So ist heute das, was paradoxerweise als "Biomedizin" ("Bios" heisst "Leben"), und "Biotechnologie" bezeichnet wird, am weitesten vom Leben entfernt (s.S. 99). Darüber hinaus hat die Medizin noch ungenügend zur Kenntnis genommen, dass die Physik selber längst den Weg zurück, vom Teil wieder zum Ganzen, von der Quantenmechanik zur Schöpfung, angetreten hat. Belege finden sich etwa beim Atomphysiker Werner Heisenberg in seinem Werk "Der Teil und das Ganze - Gespräche im Umkreis der Atomphysik"[38] oder bei Hans-Peter Dürr, Begründer der Initiative "Global Challenges Network", die sich für das weltweite Engagement zur Bewältigung menschheitsbedrohender Probleme einsetzt, in seinen Büchern "Physik und Transzendenz"[39] und "Das Netz des Physikers"[40].

Diese gewaltige Reduktion des Lebens auf molekulare Prozesse führt dazu, dass sich der Mensch, vorab auch der Kranke, immer mehr von seinen Bezügen zur Umwelt abgeschnitten erlebt. Die Lebenszusammenhänge gehen verloren, und dort, wo man "das Geheimnis des Lebens"[41] zu entdecken hoffte, begegnen wir - dem Tod. Insbesondere wird der Mensch auch von seinen Bezügen zur geistigen Welt abgeschnitten. Solche Isolation muss zwangsläufig zu Angst führen. Angst bedeutet der Wortherkunft (lateinisch: angor) nach "Enge". Gerade in der Krankheit fühlt sich der Patient innerlich oft in die Enge getrieben. Eine der häufigsten Krankheiten ist heute die Angina Pectoris, die "Enge der Brust" als Ausdruck von Verhärtungsprozessen des Herz-Kreislaufsystems.

Trotz aller Errungenschaften unserer modernen westlichen Medizin, trotz immer höherer Lebenserwartung in der Statistik scheinen mir die Menschen hierzulande mit mehr Angst zu leben als in den Ländern der sogenannten Dritten Welt. Und aus den Erfahrungen in meiner hausärztlichen Praxis stellt sich mir die Frage, ob nicht gerade die Angst eine der stärksten Gegenkräfte zu unseren Lebens- und Heilkräften geworden ist?

1.5. Dogmatismus und Gewalt

Das Schlagwort "Verlust der Mitte" stammt aus der Kunstgeschichte. Unter dem Motto "Die Kunstgeschichte gehört nicht sich allein an, sie dient der Kunde vom Menschen" veröffentlichte Hans Sedlmayr 1948 unter ebendiesem Buchtitel seinen "Versuch einer Diagnose der Zeit, ihres Elends und ihrer Grösse, von der Kunst her". Seine Analyse umfasst u.a. die folgenden Feststellungen:

- "Es zeigt sich überall eine auffallende Vorliebe für das Anorganische....Der wachsenden Versteinerung des Lebens - richtiger vielleicht noch dem Metallisch-Werden des Lebens - entspricht andererseits seine wachsende Zersetzung.
- Da ist die Tendenz zur Aussonderung unmenschlich reiner Sphären:....reine Kunst, reine Wissenschaft, reine Religion....Es kommt zur Zerspaltung der Wissenschaft in scharf gesonderte Fächer, die auf keinen gemeinsamen Mittelpunkt mehr bezogen sind, zur Zerlegung des Arbeitsvorganges in einzelne gesonderte Hantierungen, die nichts mehr vom Sinn des Ganzen wissen.
- Es zeigt sich überall eine Neigung, ins Extreme zu gehen, eine Polarisierung....Verstand und Gefühl, Verstand und Triebe, Glauben und Wissen, Herz und Kopf, Leib und Geist, Seele und Geist werden auseinandergerissen und zu Widersachern erklärt."[42]

Diese Tendenzen wurden gerade auch in der Medizin bestimmend. Die Verhärtungstendenz, das "Metallischwerden", lässt sich direkt aus der modernen Medikamentenentwicklung ablesen. Zahlreiche Medikamente für verschiedenste Anwendungsbereiche sind heute z.B. mit Fluorzusätzen versehen, wodurch sie eine verdichtende und härtende Wirkung erreichen. So werden Fluoride bekanntermassen zur Prophylaxe der Zahnkaries und zur Vorbeugung der Osteoporose eingesetzt, sie wirken aber verhärtend auf den ganzen Organismus. Heute wird Fluor auch in Antibiotika, Schlaf- und Beruhigungsmitteln zugesetzt; selbst das Cortison konnte durch Fluorzusätze in seiner Wirkung sowohl für die innere Anwendung als auch für die äussere Behandlung von Hautkrankheiten noch gesteigert werden. Diese "Fluoridierung der Medizin" ging parallel mit der Expansion der Aluminiumindustrie, wo grosse Mengen an Fluorabfällen anfielen. Das Aluminium ist ein bekanntes Nervengift, das verschiedentlich als mitverursachender Faktor bei der Entstehung der Alzheimer-Krankheit angeschuldigt wurde.[43] Es wurde und wird verbreitet in den Impfstoffen verwendet, ohne dass die längerfristigen Auswirkungen dieser Anwendung abgeklärt sind.

Die Spezialisierung hat in der Medizin unbestreitbar zu grossartigen Fortschritten geführt. Man denke an die heutigen Möglichkeiten der Chirurgie, der Mikrochirurgie etwa, die es erlaubt, Knochen, Muskeln, Blutgefässe und Nerven eines abgetrennten Fingers wieder funktionstüchtig zusammenzufügen, oder der Inneren Medizin, z.B. der Diabetologie, die einem zuckerkranken Kind eine eigenständige Blutzuckermessung und -einstellung in Sekundenschnelle erlaubt, wodurch es seine Gesundheit weitgehend erhalten kann. Andererseits hat diese "Zerspaltung der Wissenschaft" gerade in der Medizin zu einem von vielen Patienten schmerzlich erlebten Verlust des "Sinns des Ganzen" geführt, was der Forderung nach einer neuen "ganzheitlichen Medizin" starken Auftrieb gegeben hat.

Die "Neigung, ins Extreme zu gehen" schliesslich kennzeichnet die Problematik der modernen Medizin schlechthin. Die technischen Möglichkeiten haben sich weitgehend verselbständigt und sind der gesellschaftlichen Wahrnehmung und ethischen Einschätzung längst davongelaufen, wie das etwa in der aktuellen Diskussion der Gentechnik sichtbar wird (s.S. 83ff.). So besteht die Gefahr der Erstarrung in der materialistischen Sichtweise, der Verhärtung in den Extremen, des Verlusts der dynamischen Auseinandersetzung, eines Dogmatismus, welcher geeignet ist, auch die ausgewiesenen positiven Leistungen dieser Medizin zunehmend in Frage zu stellen. Die schöpferisch-künstlerische Auseinandersetzung mit dem Lebendigen droht der automatisierten Anwendung autorisierter Massnahmen zu erliegen. "Dogmatismus ist eine tödliche Sünde im Wissenschaftsprozess" stellte Luc Montagnier, der offizielle Entdecker des HI-Virus, an einem AIDS-Kongress fest (s.S. 61), und tatsächlich kann die Geschichte der AIDS-Forschung, wie in Kapitel 4 gezeigt wird, als vorläufige Kulmination der modernen Medizindogmatik angesehen werden. Entsprechend treten aber auch alle erdenklichen Gegendogmen auf, wobei sämtliche Gesundheits- und Befindlichkeitsstörungen z.B. ausschliesslich auf die Milchallergie oder den Seleniummangel oder den Elektrosmog zurückgeführt werden.

Dabei verfügt die moderne Medizin über wahrhaft gewaltige Mittel, weltweit in die Entwicklung einzugreifen. So hat die unkritische weltweite Überschwemmung mit Antibiotika z.B. zu unabsehbaren Verschiebungen der ökologischen Gleichgewichte geführt (s.S. 101f.). Ganz besonders deutlich wird die Problematik des Potentials der technischen Medizin bei der Impfung gegen die Schwangerschaft. Die Verhütungsmittelforschung der letzten zwanzig Jahre hat zur Entwicklung von Impfstoffen geführt, welche eine Immunreaktion gegen körpereigene Hormone auslösen und damit eine Schwangerschaft verhindern können. In den Massenmedien und in der Fachliteratur werden diese immunologischen Verhütungsmittel bereits als grossartiger Fortschritt bei der Bekämpfung des "Bevölkerungsproblems" gefeiert. Führende Wissenschaftler betrachten die Überbevölkerung "als eine Epidemie, ähnlich wie die Tetanus-, Diphterie- und Pockenepidemien, die einst die Menschheit heimsuchten. Und auf dieselbe Weise kann man sie auch besiegen, nämlich mit einem Impfstoff."[44]

So läuft unsere moderne Medizin Gefahr, trotz - oder gerade infolge - ihrer gewaltigen Errungenschaften zu einer gewaltsamen Medizinaltechnik zu werden. Verloren wird dabei die Medizin als Heilkunde und Heilkunst, welche sich mit schöpferischer Methode um Gesunderhaltung und Heilung des individuellen lebendigen menschlichen Organismus bemüht.

2. Immunologie

> Zuerst die Beobachtung, dann das Denken ohne Autorität, die Prüfung ohne Vorurteile.
>
> Rudolf Virchow 1862

Eines der faszinierendsten Forschungsgebiete der modernen Medizin ist die Immunologie.[45] Das Wort "Immunität" stammt aus dem Lateinischen: "immunitas" bezeichnete das Privileg römischer Senatoren, von Steuerabgaben befreit oder vor gesetzlicher Verfolgung geschützt zu sein. Analog dazu bedeutet Immunität im medizinischen Zusammenhang den körpereigenen Schutz vor Krankheit, insbesondere vor Infektionskrankheiten. Bereits die wirbellosen Tiere verfügen über Mechanismen, die den Organismus gegen fremde Eindringlinge schützen und sich an der Heilung von Gewebeschäden beteiligen; man spricht dabei von "natürlicher oder angeborener Immunität". Die einfachste Immunreaktion besteht darin, dass einzelne Zellen den Eindringling umschliessen, aufnehmen und verdauen ("Phagozytose"). Die Wirbeltiere besitzen zusätzlich subtile und spezialisierte gezielte Abwehrmechanismen, welche man "spezifische oder erworbene Immunität" nennt. Die Erforschung dieser Zusammenhänge, die Immunologie, hat in den letzten Jahren rasante Fortschritte gemacht und ist zur vielleicht wichtigsten Grundlagenwissenschaft für die Medizin und zu einem bedeutsamen Gegengewicht der lange Zeit überbewerteten Infektionslehre geworden.

Das 19.Jahrhundert war das grosse Zeitalter der Entdeckungen der Krankheitserreger gewesen. Im klassischen Werk "Mikrobenjäger" von Paul de Kruif sind die faszinierenden Biographien bekannter Forscher jener Zeit wie etwa Louis Pasteur (1822-1895) in Frankreich und Robert Koch (1843-1910) in Deutschland aufgezeichnet.[46] Mit einfachen Mikroskopen und "Hekatomben von Versuchstieren" wiesen diese Männer nach, dass so bedeutsame Krankheiten wie Milzbrand, Tuberkulose oder Cholera durch Bakterien verursacht werden. Hunderte von weiteren Bakterien wurden in der Folge als Krankheitserreger identifiziert; in unserem Jahrhundert folgte die Entdeckung von tausenden von Viren. Zwar gab es schon zu Pasteurs Zeiten gewichtige Stimmen, die darauf hinwiesen, dass die Entstehung einer Infektionskrankheit nicht nur durch die Mikroben bestimmt wird, sondern mindestens ebenso bedeutsam durch die Widerstandskraft des Wirtsorganimus selber. Sogar Pasteur erkannte die Einseitigkeit seiner Forschungen und die Unrichtigkeit seiner Lehre; auf seinem Totenbett soll er das berühmte Wort ausgesprochen haben: "Le microbe n'est rien, c'est le terrain qui est tout". Und Louis Béchamp (1816-1908) versuchte gar aufzuzeigen, dass die bei Infektionen nachweisbaren Mikroorganismen vom Kranken selber ausgehen.[47] In der weiteren Medizingeschichte war es dann vor allem René Jules Dubos (1901-1982), der als Pionier des Ökologie-Gedankens die Tuberkulose und andere Krankheiten als komplexes Geschehen in der Auseinandersetzung zwischen dem Menschen und seiner Umwelt im weitesten Sinne zu erfassen versuchte.[48] Aber der Siegeszug der Infektionslehre war dadurch zunächst nicht aufzuhalten.

2.1. Schlachtfeld Immunreaktion

Auch die Immunologie ist von ihrem Ansatz her zunächst geprägt von der Sichtweise der Infektionslehre und sieht die Krankheit als Abwehrkampf gegen feindliche Eindringlinge, die mit immer neuen Invasionen die Bereitstellung aller möglicher Abwehrmechanismen herausfordern. In einem Wettbewerb der Naturforschenden Gesellschaft Basel mit dem Ziel, "naturwissenschaftliche Sachverhalte originell und allgemeinverständlich darzustellen", wurde eine 27jährige Biologin der Pharmaforschung Roche Basel 1992 für ihren Aufsatz "Heisse Schlacht im kalten Winter" ausgezeichnet, aus welchem das folgende Zitat stammt:

"Hartnäckiger Nebel hält die Sonne seit Tagen gefangen. Ein eisiger Wind bläst ins Gesicht und lässt die Ohren nach kurzer Zeit rot aufleuchten. Endlich kommt der Bus. Noch bevor ich sitze, fängt die Nase an zu laufen. In dem Moment erwischt mich ein herzhafter Niesser von hinten links. Der Kampf beginnt.

Eine ganze Armada randalierender Viren versucht, meinen Körper zu entern. Der Angriff erfolgt über die Haut - vergeblich. Denn für ein winziges Virus stellt sie eine praktisch unüberwindliche Mauer dar. Eine andere Angriffstruppe war erfolgreicher. Sie wurde beim Einatmen mit einem kräftigen Luftstrom auf die Nasenschleimhaut geworfen und kämpft bereits gegen dort plazierte Verteidigungswaffen. Als ein Virus schliesslich eine Körperzelle entern kann, schlägt diese Alarm durch einen Botenstoff. Alle Nachbarzellen sind gewarnt und leisten passiven Widerstand.

In der Zelle wirft das Virus seinen Mantel ab und macht sich auf den Weg in die Kommandozentrale. Wenn es sich dort einnisten kann, muss die Zelle den Willen der Besatzungsmacht befolgen und ihr bei der Vermehrung behilflich sein...

Mit etwas Pech konnten sich die ersten Viren bereits vermehren. Die Nachkommen sind in die Blutbahn eingedrungen, um sich einen neuen Platz zur

weiteren Vermehrung zu suchen. Hier beginnt eine erbarmungslose Verfolgungsjagd unter Einsatz weiterer Spezialeinheiten der Polizei. Die Einsatzleitung koordiniert die antivirale Aktion von gigantischen Fresszellen aus. Sie umschliessen die Viren mit ihren krakenartigen Armen und verspeisen sie. Einige Stoffetzen des Virusmantels werden in ein besonderes Formular (den Fahndungsaufruf) gesteckt und an die Zelloberfläche gebracht. Nur Mitglieder der Polizei besitzen dieses Formular, das eine massgebliche Rolle bei der Verbrechensbekämpfung spielt..."[49]
Einige Mitglieder der Jury bekundeten Mühe mit dem Grundkonzept dieser Arbeit und die Frage, ob der Text deswegen schlecht und abzulehnen sei, war Gegenstand hitziger Diskussion. Roche Basel publizierte den Text mit folgendem Begleitkommentar:
"Es mag bedenklich anmuten, aber vielleicht ist die Tatsache, dass sowohl die Nachrichten am Fernsehen als auch im Radio und in den Zeitungen grösstenteils von Kampf und Krieg handeln, dafür verantwortlich, dass die Vergleiche der Verfasserin funktionieren und auch so eindrücklich wirken. Der Naturwissenschaftler sagt klar: Das Immunsystem ist brutal, hier geht es um Angriff, Abwehr und Zerstörung, hier herrscht Krieg..."[50]

Diese Optik durchzieht die gesamte Immunologie und wird vielleicht durch die Tatsache erklärbar, dass mehr als die Hälfte aller Forscher weltweit für die Rüstungsindustrie tätig sind. Sie verstellt indessen den Blick auf friedlichere Konzepte und zementiert die Sicht der Krankheit als menschenfeindliches Übel.

2.2. Immunsystem und Lebensorganismus

Die Immunologie entwickelte sich zunächst aus der Untersuchung des Blutes (Hämatologie). Im Jahre 1900 entdeckte der österreichische Bakteriologe Karl Landsteiner (1868-1943) das A-B-0-Blutgruppensystem, wofür er 1930 mit dem Nobelpreis ausgezeichnet wurde: Aufgrund seiner Zugehörigkeit zu einer Blutgruppe kann der Mensch gruppenfremdes Blut „erkennen". Später wurde das "Rhesus-System" gefunden: Nach einem Erstkontakt mit fremdem Blut bleibt eine "Erinnerung" zurück, welche bei weiteren Kontakten zu Abwehrreaktionen führt. 1980 erhielten Jean Dausset und George Snell den Nobelpreis für die Erforschung der sogenannten "Leukozyten-Antigene" (HLA's, Human Leucocyte Antigenes): Die weissen Blutkörperchen tragen an ihrer Oberfläche individuell verschiedene Eiweisse (Antigene), welche z.B. eine Gewebeabstossung bei Organtransplantationen verursachen können. Erkennen - Erinnern - Unterscheiden sind Lernfunktionen, die der Organismus in der Entwicklung und Reifung seines Immunsystems durchmacht. Ziel dieser Lernprozesse ist die

Entfaltung und Erhaltung der immunen Selbständigkeit (Immunkompetenz). Die Immunzellen werden im Knochenmark gebildet, um anschliessend in der Thymusdrüse "in die Schule zu gehen". "Im Thymus vollzieht sich die positive und die negative Selektion der T-Zellen nach den Kriterien nützlich, gefährlich und nutzlos" schreibt Harald von Boehmer vom Immunologie-Institut der Roche.[51]

Lernen ist nur möglich durch Herausforderungen, und die gesunde Reifung und Entwicklung des Immunsystems verlangt Herausforderungen. Schweine, die in absolut steriler (keimfreier) Zucht aufwachsen, erliegen der geringsten Exposition gegenüber normaler Stalluft. Bereits ist es üblich, solchen Schweinen Kapseln mit Coli-Bakterien zu verabreichen, damit sie einen minimalen Kontakt mit einem normalen "Schmutzbakterium" haben. Mehr als die Hälfte der Schweine leiden zum Zeitpunkt der Schlachtung an Lungenentzündungen, die durch banale allgegenwärtige Erreger verursacht werden. Beim Menschen scheint das Problem ähnlich zu liegen. So äussert die Epidemiologin Bärbel von Bellech vom Robert Koch-Institut in Berlin die Überzeugung, dass die Anzahl Infektionen in der Kindheit für die spätere Gesundheit eine massgebende Rolle spielt.[52] Das Immunsystem werde durch den regelmässigen Umgang mit Bakterien und Viren trainiert und für die spätere Krankheitsüberwindung vorbereitet. So konnte z.B. gezeigt werden, dass der Rückgang der Infektionskrankheiten gekoppelt ist mit der Verbreitung von Asthma und Heuschnupfen.[53,54] Heute beobachten wir eine massive Zunahme von Allergien, "Autoimmunkrankheiten" (bei welchen sich Antikörper gegen eigene Gewebe bilden) und Immunschwäche-Krankheiten - das sind alles Zustände eines geschwächten Abwehrystems, welchem die Fähigkeit fehlt, mit "fremd" und "eigen" richtig umzugehen. Was ist hier schiefgegangen? Ist es denkbar, dass da unter anderem die früher üblichen Kinderkrankheiten gefehlt haben?
Lernprozesse sind Entwicklungsprozesse und als solche Ausdruck von Lebendigkeit. Gerade die Immunologie zeigt auf, dass es sich dabei nicht um eine diffuse Lebenskraft handelt - wie das etwa der Vitalismus darstellte - sondern um einen je individuellen Lebensorganismus, welcher z.B. in den individuellen Leukozyten-Antigenen seinen Abdruck findet. Diese Lebensorganisation ist in unserem Er-leben so selbstverständlich, dass wir uns im allgemeinen darüber gar keine Rechenschaft ablegen. Ihre konkrete Wirksamkeit erfahren wir am dramatischsten, wenn sie plötzlich aufhört - beim Tode eines Menschen. Der Arzt erlebt das relativ häufig und kann so den Unterschied zwischen belebtem Organismus und Leichnam in besonderer Weise nachvollziehen. Dass Wachstum und Entwicklung des lebendigen Organismus von einem über-materiellen Prinzip veranlasst und geführt werden, wird auch ersichtlich, wenn wir uns die

Tatsache vergegenwärtigen, dass innerhalb der ersten sieben Lebensjahre sämtliche Zellen, die bei Geburt vorhanden waren, ersetzt werden. Zum Zeitpunkt des Zahnwechsels ist von unserer materiellen Substanz, mit der wir geboren wurden, kein einziges Atom mehr vorhanden! Dennoch leben wir weiter und sind uns selber geblieben.

Rudolf Steiner und Ita Wegmann verstehen das derart, dass diese individuellen Lebenskräfte am Anfang des Lebens zunächst ganz im Körperlichen wirksam sind, den kindlichen Organismus aufbauen, um dann später nach bestimmten Gesetzen in geistige Entwicklungskräfte umgewandelt zu werden.
„Diese....Kräfte betätigen sich im Beginne des menschlichen Erdenlebens - am deutlichsten während der Embryonalzeit - als Gestaltungs- und Wachstumskräfte. Im Verlaufe des Erdenlebens emanzipiert sich ein Teil dieser Kräfte von der Betätigung in Gestaltung und Wachstum und wird Denkkräfte....Es ist von der allergrössten Bedeutung zu wissen, dass die gewöhnlichen Denkkräfte des Menschen die verfeinerten Gestaltungs- und Wachstumskräfte sind. Im Gestalten und Wachsen des menschlichen Organismus offenbart sich ein Geistiges. Denn dieses Geistige erscheint dann im Lebensverlaufe als die geistige Denkkraft."[55]
Das Wissen um solche Zusammenhänge zwischen unseren Lebens- und Immunkräften und unseren späteren geistigen Lernkräften hat gerade in unserer Zeit der sich ausbreitenden Immunschwächen einerseits und zunehmender Lernschwächen andererseits eine besondere Aktualität erlangt. Diese Metamorphose (Verwandlung) der Gestaltungs- und Wachstumskräfte in geistige Kräfte verläuft in der kindlichen Entwicklung nach bestimmten Gesetzen für die seelischen Bereiche des Denkens, Fühlens und Wollens und stellt z.B. die wichtigste Grundlage der Waldorf-Pädagogik[56] dar. Ein gesunderhaltendes und stärkendes Erziehungs- und Schulsystem muss immer an den Reifegrad der Wachstums- und Verwandlungsprozesse angepasst sein. So wird beispielsweise verständlich, dass eine verfrühte intellektuelle Förderung des Kindes, etwa durch vorverlegte Einschulung, zu handfesten organischen Schwächen führen kann, welche sich möglicherweise erst im späteren Leben als Krankheitsanlage auswirken wird.

2.3. Neuro-Immunologie

Nachdem sich die Immunologie zunächst mit den Immunkräften im Blut befasst hatte, wandte sie sich in den 50er- und 60er Jahren zunehmend auch den Zusammenhängen mit dem Nervensystem und dem Hormonsystem zu - der Domäne der "Neuro-Immunologie".[57] Gut bekannt ist z.B. das "erweiterte

Stressmodell"[58]: 1953 hatte der Physiologe Hans Selye dass klassische Stressmodell aufgestellt, wonach die verschiedensten Einflüsse und Reize auf den Organismus ("Stressoren") eine relativ einheitliche Reaktion nämlich eine Ausschüttung der Hormone Adrenalin und Cortison bewirken.[59] Dadurch wird der Organimus kurzfristig in eine erhöhte Leistungsbereitschaft versetzt. Neuere Forschungen etwa von Ernst Sorkin und Hugo Besedovski in Davos zeigten, dass die gleiche Stressreaktion, wenn sie als Antwort auf chronische Reize langfristig aufrechterhalten werden muss, zu nachhaltigen Schäden des Organismus und im besonderen des Immunsystems führen kann, messbar beispielsweise an einer Verminderung der Lymphozytenzahl im Blut.[60] Zudem konnte gezeigt werden, dass nicht nur vom Gehirn und Nervensystem über die Hormone Impulse auf das Immunsystem abgegeben werden, sondern auch umgekehrt vom Immunsystem zurück ins Gehirn, z.B. über das Interleukin-System.[61] Mittlerweile haben zahlreiche Forscher in tausenden von Einzelbeiträgen eine umfassende "Netzwerk"-Sicht ineinandergreifender Regelkreise zwischen Nerven-, Hormon- und Immunsystem erarbeitet.

Eine dieser Forschungen bedarf in unserem Zusammenhang besonderer Erwähnung. Schon seit langem ist bekannt, dass die Nervenzellen im Ablauf jeglicher Aktivität der Sinnesorgane und des Nervensystems spezifische Überträger-Eiweisse (Neurotransmitter) ins Blut abgeben. In ähnlicher Weise konnten im Immunsystem spezifische Eiweisse nachgewiesen werden, welche der Vermittlung von Immunsignalen dienen (Zytokine, Lymphokine). Besonders faszinierend sind jedoch die neueren Forschungen, welche aufzeigen, dass es sich bei diesen Neuropeptiden und den Zytokinen weitgehend um identische Substanzen handelt und dass gegenseitige Rezeptor-Systeme bestehen.[62] Gehirn und Immunsystem stehen also in direkter Wechselbeziehung. Dies beweist auf molekularer Ebene, dass Nerven-Sinnes-Prozesse und Bewusstseinsprozesse ins Immunsystem eingreifen. So verfügt die Neuro-Immunologie heute über solide Forschungen als Grundlage für den Nachweis der Immunschwächung nicht nur über das Blut, sondern auch über Nerven-Sinnes- und Denkprozesse.

Dass unsere Lebenskräfte auch durch solche über das Nerven- und Hormonsystem vermittelte Prozesse beeinflusst werden, kann bei unbefangener Betrachtung nicht verwundern. Wir erfahren ja selber: "ein Schreck fährt einem durch Mark und Bein", durch das Knochenmark eben, welches die Bildungsstätte der Immunzellen ist. Sowohl das Nervensystem als auch das Immunsystem entwickeln sich vorzugsweise in der Embryonalzeit und in der frühen Kindheit. In dieser Zeit reift das Gehirn und das übrige Nervensystem; beide sind später kaum mehr regenerationsfähig. Und ebenfalls in diesem Alter ist z.B. der Thymus, jenes drüsige Organ hinter dem Brustbein, in dem die Reifung der

Lymphozyten stattfindet, am aktivsten, um sich im späteren Lebensalter dann weitgehend zurückzubilden. So wird verständlich, dass das Kleinkindalter nicht nur eine sehr verletzliche, sondern auch eine für die spätere Gesundheit besonders prägende Lebensphase darstellt. Und es ist zu erwarten, dass sowohl frühe Eingriffe ins Immunsystem, wie etwa die Impfungen, als auch unzeitgemässe Belastungen des Nervensystems, wie z.B. die Reizüberflutung im Kindesalter, Auswirkungen auf die spätere Gesundheit haben können.

2.4. Psycho-Neuro-Immunologie

Wie in der Einleitung erwähnt, wurde die Medizin in den 60er Jahren durch das Aufkommen der Psychosomatik revolutioniert, welche die Zusammenhänge zwischen psychischem Erleben und körperlichem (somatischem) Erkranken untersuchte. Aber der Pionier der klassischen Psychosomatik, Thure von Uexküll an der Universität Giessen, musste noch 1963 enttäuscht feststellen:
"Die Medizin stösst auf Gebiete, auf denen die inzwischen weiterentwickelten Forschungsmethoden versagen. So ist es eine alte Erfahrung, dass die Widerstandskraft gegen Infektionskrankheiten auch mit dem Gemütszustand des Menschen zusammenhängt. Furcht und Entmutigung machen einen Menschen anfälliger für die Gefahr einer Ansteckung... Es ist keine Frage, dass frühere Epochen der Medizin uns hier überlegen waren. Aber ihre Beobachtungs- und Forschungsmethoden waren noch zu grob, um einen Vergleich mit dem aushalten zu können, was wir heute von wissenschaftlichen Verfahren verlangen."[63] Dreissig Jahre später hat sich aus diesem Zusammenhang zwischen Emotion und Krankheit eine ganz neue Forschungsrichtung entwickelt: die Psycho-Neuro-Immunologie, abgekürzt "PNI". Dieser moderne Wissenschaftszweig befasst sich mit den vielfältigen Wechselwirkungen von Psyche, Nerven- und Immunsystem und zieht damit zwangsläufig auch die Einwirkungen der Umwelt in Betracht. Dabei stehen heute - nicht zuletzt als Nebeneffekt der intensiven AIDS-Forschung (s. Kapitel 4) - raffinierte Messmethoden zur Beurteilung des Immunsystems zur Verfügung.

So wurde z.B. gefunden, dass der Verlust einer engen Bezugsperson zu einer messbaren Immunschwäche führen kann.[64] Depressionen, Einsamkeit und Angst verursachen einen Abfall der für die Immunreaktion zentral wichtigen T4-Lymphozyten.[65] Das Leben in der Nähe eines unsicheren Atomreaktors führt zu einer messbaren Beeinträchtigung des Immunsystems.[66] Noch präzisere Untersuchungen zeigten, dass der entscheidende Faktor dabei das schlechte "Coping" ist, das Nicht-Fertigwerden mit einer Situation, was sozusagen zu einer vitalisierten Versagens-Grundstimmung führt.[67,68] Es ist interessant, dass es mittlerweile zahlreiche Studien gibt, welche die Auswirkungen negativer Erfahrungen untersuchen, hingegen nur ganz wenige Studien, die sich mit den Wirkungen positiver Erlebnisse befassen. Immerhin haben kanadische Forscher nachgewiesen, dass Humor die immunschädigenden Wirkungen von Stress signifikant mildern kann![69] Diese Beobachtung reiht sich in moderne Bemühungen ein, die einseitige, krankheitsorientierte, "pathogenetische" Sicht durch die "salutogenetische", auf die Gesundheit hin orientierte Perspektive zu ersetzen (s.S. 79).

Entscheidend sind also nicht nur die äusseren Lebensumstände, sondern vor allem auch unsere Fähigkeiten, damit fertig zu werden. Auf der Ebene des Immunsystems werden diese als "Immunkompetenz" bezeichnet, welche uns erlaubt, unser "Selbst" gegenüber den Einwirkungen des Fremden zu behaupten und uns selbständig in der Welt zu bewegen. Selbständig kann nur ein Individuum sein, somit wird klar, dass sowohl organisches wie auch geistiges Lernen letztlich individuelle Prozesse darstellen.

Die Psycho-Neuro-Immunologie macht auch verständlich, dass Immunschwächekrankheiten, überhaupt alle Krankheiten, immer den ganzen Menschen betreffen. Die Forderung nach einer ganzheitlichen Medizin ist also berechtigt, ruft aber vorrangig nicht nach einer Erweiterung der Palette therapeutischer Methoden, sondern nach einem ganzheitlichen Menschenbild, das uns weitgehend abhandengekommen ist.

3. Kinderkrankheiten - Kinderimpfungen

> Die Impfungen der Kinder gegen eine ganze Reihe von Krankheiten könnte bald eine Praxis der Vergangenheit werden. (...) Die Impfungen würden dann nur noch gegen Krankheiten mit hohem Risiko verabreicht. Wir stehen an der Schwelle einer neuen Epoche, wo jedes Kind seine individuelle Behandlung erhalten wird.
>
> Jean Dausset, Nobelpreisträger für die Entdeckung des HLA-Systems.

Wie wir im vorangehenden Kapitel gesehen haben, braucht der Mensch zur gesunden Entwicklung seines Organismus den Kontakt mit seiner Umwelt und den dazugehörigen Krankheitserregern, welche immer zu Krankheiten führen können. Früher war das die "Immunisierung auf dem Hinterhof"; mit dem Fortschritt der Hygiene musste diese zwangsläufig zurücktreten mit der zunächst gewiss positiven Wirkung, dass zahlreiche Infektionskrankheiten seit Beginn unseres Jahrhunderts drastisch zurückgegangen sind. In jüngerer Zeit werfen aber die zunehmenden Immunschwächekrankheiten, Resistenzschwächen, Autoimmunkrankheiten und Allergien die Frage auf, ob in unseren Breitengraden bei den Bemühungen um Fernhaltung aller Infektionen nicht ein Optimum überschritten wurde.[70] So gesehen werden die Begriffe von Gesundheit und Krankheit sehr relativ, und es überrascht nicht, dass es heute keine verbindliche Definition von Gesundheit und Krankheit mehr gibt. Die klassischen Kinderkrankheiten wie etwa Masern und Scharlach sind Krankheiten, welche zu tiefgreifenden Veränderungen im ganzen Körper führen. Es findet eine eigentliche Umschmelzung der körpereigenen Eiweisse statt, was sich etwa im hohen Fieber, im Ausschlag oder in der Hautschuppung äussert. Entsprechend können Kinderkrankheiten zu Komplikationen führen; umgekehrt wird verständlich, dass die Kinderkrankheiten in besonderem Masse zur Entwicklung und Reifung des Immunsystems beitragen können.

Aus dem Alltag unserer Allgemeinpraxis habe ich erfahren, dass viele Eltern die Kinderkrankheiten trotz der möglichen Komplikationen nicht als gefährliche Bedrohung erleben, sondern als potentiell bedeutsame biographische Etappen in der Entwicklung ihrer Kinder. So schreibt auch der Münchner Pädiater Hermann Stellmann nach 25jähriger Praxistätigkeit: "Es klingt beinahe ketzerisch, aber ich behaupte, dass ein Kind durch die Kinderkrankheiten letztlich gesünder wird".[71] Noch fehlt der naturwissenschaftlich akzeptierte "Beweis" für diese primär empfindungs- und erfahrungsbedingte Einstellung. Es wäre aber verhängnisvoll, wenn sie nur deshalb nicht ernstgenommen würde. Wie im folgenden aufgezeigt werden soll, untermauern immerhin zahlreiche Untersuchungen aus verschiedenen Forschungsgebieten diese Sichtweise.

3.1. Kinderkrankheiten und Immunkompetenz

Wie in Kapitel 1 dargestellt, wiesen bereits um die letzte Jahrhundertwende aufmerksame Ärzte wie R. Schmidt darauf hin, dass Krebspatienten im Vergleich mit der Allgemeinbevölkerung in ihren Anamnesen (Vorgeschichten) auffallend selten über durchgemachte Kinderkrankheiten berichteten.[72] Dieser Sachverhalt wurde später vor allem durch F. Sinek[73] und auch in neuerer Zeit von mehreren Experten bestätigt gefunden.[74,75,76] Englische Forscher fanden in sorgfältig kontrollierten Studien, dass Frauen, welche als Kinder Mumps, Masern und Röteln durchgemacht hatten, später seltener an Krebs der Eierstöcke erkrankten.[77,78,79,80] Muriel Newhouse in London schreibt in der Diskussion diesen Kinderkrankheiten geradezu die Funktion eines "protektiven Faktors gegen Ovarialkarzinom" zu.[81] Von Interesse sind in dieser Hinsicht auch Untersuchungen zur Multiplen Sklerose. Der schweizerische MS-Spezialist Jürg Kesselring schrieb 1990: "Der klinische Eindruck, dass MS-Patienten ihre Kinderkrankheiten häufig relativ spät oder gar nicht durchgemacht haben, wird gestützt durch die in systematischer Untersuchung gefundene signifikant höhere Prävalenz (Vorkommen) von MS bei Personen, die ihre Masern- Mumps- oder Rötelninfektion erst zwischen dem 12. und 15. Lebensjahr durchgemacht haben".[82] Damit wird die Bedeutung des Durchmachens der Kinderkrankheiten im richtigen Alter, eben im Kleinkindalter, unterstrichen. Eine von Kesselring zitierte Studie fand ein vierfach erhöhtes MS-Risiko für Personen, welche Mumps erst in der Pubertät durchmachten.[83] Einen Hinweis auf die Wichtigkeit des "richtigen" Durchmachens der Kinderkrankheiten gibt ferner eine grosse dänische Untersuchung, welche über einen Zeitraum von 45 Jahren einen Zusammenhang zwischen unbemerkt durchgemachten Masern (Nachweis von Antikörpern ohne manifeste Erkrankung) und einer grösseren Häufigkeit der Entwicklung von Immunschwächekrankheiten, degenerativen Erkrankungen von Knochen und Knorpel, Ekzemen und gewissen Krebserkrankungen aufzeigte.[84]

Zur Überprüfung der Hypothese, wonach das Durchmachen von Kinderkrankheiten mit einem niedrigeren Krebsrisiko im Erwachsenenalter einhergeht, führten wir 1993/94 eine kontrollierte Studie bei 379 Krebspatienten in 35 anthroposophisch orientierten Arztpraxen der Schweiz unter statistischer Leitung des Instituts für Mathematische Statistik und Versicherungslehre der Universität Bern durch.[85,86]

Die Fallgruppe bestand aus allen Krebspatienten, welche aus irgendeinem Grund im Zeitraum vom 1. Juni 1993 bis 31. Januar 1994 in eine der teilnehmenden Praxen kamen, maximal jedoch 20 Patienten pro Praxis. Für jeden solchen Krebspatienten wurde aus der entsprechenden Ablage der Krankengeschichten eine Kontrollperson gleichen Alters und gleichen Geschlechts gezogen, welche selber nie an Krebs erkrankt war. Krebspatienten und Kontrollpersonen erhielten den gleichen Fragebogen, ohne dass die Gruppenzugehörigkeit ersichtlich wurde. Aus der schriftlichen Anleitung ging nur hervor, dass es sich um eine anonyme Befragung zur Häufigkeit durchgemachter Kinderkrankheiten handelte. Gefragt wurde nach durchgemachten Masern, Mumps, Röteln, Keuchhusten, Scharlach und Windpocken samt entsprechenden Altersgruppen, nach der Häufigkeit anderer Krankheiten mit hohem Fieber (über 39 Grad) bis zum 21. Lebensjahr sowie nach der Behandlung mit äusseren Anwendungen, Fieberzäpfchen und -tabletten und Antibiotika, ferner nach allfälligen Impfungen gegen die Kinderkrankheiten. Die Ärzte hatten sodann auf dem gleichen Fragebogen aus den Krankengeschichten zu vermerken, ob der Patient jemals an Bluthochdruck, Arthrose, Krebs oder Depression erkrankte. Diese Fragen waren einerseits von ergänzendem inhaltlichen Interesse, dienten aber vor allem auch der Kaschierung der Frage nach der Krebserkrankung. Die Antworten wurden mittels üblicher Standardmethoden für Fall-Kontrollstudien ausgewertet.[87]

Die Studie ergab insgesamt ein deutlich gesenktes Krebsrisiko für Personen mit durchgestandenen Kinderkrankheiten. Allerdings drängte sich eine Differenzierung zwischen Brustkrebs-Kranken und Betroffenen anderer Karzinome auf: für die Patientinnen mit Brustkrebs konnte dieser Zusammenhang nur bei den Masern gezeigt werden. In der Gruppe der übrigen Karzinome hingegen nahm das Krebsrisiko mit jeder durchgemachten Kinderkrankheit um 20-35% ab; am stärksten war der Zusammenhang bei Röteln und Windpocken, schwächer bei Mumps und Scharlach. Nach durchgemachten Masern fanden wir für beide Gruppen eine Verminderung des Krebsrisikos auf weniger als die Hälfte. Überraschenderweise ergab die Studie aber, dass jene Krebspatienten, welche dennoch Kinderkrankheiten durchgemacht haben, früher an Krebs erkrankten als solche ohne Kinderkrankheiten.

Solche statistische Studien dürfen jedoch nicht überbewertet werden. Die Hauptschwierigkeit dieser Untersuchung liegt im unzuverlässigen Erinnerungsvermögen der befragten Personen. Es ist jedoch nicht anzunehmen, dass dieses bei Krebspatienten systematisch anders ist als bei den verglichenen Kontrollpersonen. Vor allem aber bedeutet eine statistische Beziehung noch lange keinen Kausalzusammenhang. Es ist offensichtlich, dass bei der Entstehung jeder Krebskrankheit die verschiedensten Ursachen zusammenwirken. Dennoch stellen sich unsere Studienergebnisse bestätigend in die Reihe der vorangegangenen Untersuchungen und bekräftigen die Relevanz der Frage, ob nicht gerade die klassischen Kinderkrankheiten die "grossen Lehrmeister" in der Schule unseres Immunsystems sind.

3.2. Immunkompetenz durch Fieber

Wie in Kapitel 1 erwähnt, war die Bedeutung des Fiebers als Ausdruck der angeregten Stoffwechsel- und Immuntätigkeit den Ärzten früher durchaus bekannt. "Gib' mir die Kraft, Fieber zu erzeugen, und ich heile jede Krankheit" soll der griechische Arzt und Philosoph Parmenides (5. Jh.v.Chr.) gesagt haben. Aus der ärztlichen Praxis sind instruktive Beispiele von Heilungen chronisch degenerativer Krankheiten durch akute Fiebererkrankungen bekannt, etwa die Heilung von Krebs durch akute bakterielle Infektionen wie das Erysipel (Rotlauf)[88], von Multipler Sklerose durch Windpocken[89] oder des Nephrotischen Syndroms (kindliche Nierenkrankheit) durch Masern.[90,91,92] Aus der immunologischen Forschung liegen unterdessen Hinweise vor, dass unser Immunsystem gerade durch die fieberhaften Krankheiten erst zu voller Immunkompetenz reifen kann. Körpertemperaturen im Fieberbereich stimulieren zahlreiche Funktionen des Immunsystems. Eine sorgfältige Fall-Kontroll-Studie des Deutschen Krebsforschungs-Zentrums in Heidelberg zeigte, dass Personen, welche innert 5-10 Jahren vor Studienbeginn eine fieberhafte Infektionskrankheit durchgemacht hatten, signifikant seltener an Krebs erkrankten.[93]

Diese Erkenntnisse hat die moderne Krebsforschung bereits therapeutisch umgesetzt. Aus der Ernüchterung über die beschränkten Erfolge der Chemotherapie (Krebsbehandlung mit starken chemischen Medikamenten) (s.S. 8) haben sich viele Krebsforscher wieder der von früher bekannten "Hyperthermiebehandlung" zugewandt. Dabei wird mit Hilfe verschiedener Methoden im Körper künstliches Fieber erzeugt, von dem man sich eine günstige Beeinflussung der körpereigenen Krebsabwehr erhofft.

Die Wärme spielt auch in der anthroposophischen Krebstherapie mit Mistelpräparaten eine Rolle. Schon Rudolf Steiner hat festgestellt: „Es muss uns gelingen, die Geschwulst zu umhüllen mit einem Wärmemantel. Der ruft eine radikale Umänderung der ganzen Organisation hervor. Gelingt es uns, die Geschwulst zu umgeben mit einem Wärmemantel, dann - primitiv gesprochen - gelingt es uns auch, sie aufzulösen."[94] Was sich indessen so einfach anhört, erwies sich in der Praxis als schwierige Herausforderung. Seit 1922 bemüht sich die anthroposophische Medizin, die richtigen Mistelpflanzen in geeigneter Weise herzustellen und situationsgerecht anzuwenden.[95] Der Begriff der "Wärme" geht jedoch bei Steiner weit über die blosse Erhöhung der Körpertemperatur hinaus. Entsprechend ist zu erwarten, dass die therapeutische Wirksamkeit der Mistel nicht nur eine Frage der Temperaturerhöhung im behandelten Gewebe ist, sondern ebenfalls von unseren ärztlichen Fähigkeiten zur Erzeugung therapeutischer Wärme im weitesten Sinne abhängt.[96]

So werden wir gleichermassen durch die naturwissenschaftlich-medizinische wie durch die anthroposophisch-geisteswissenschaftliche Forschung auf das Geheimnis des Fiebers hingewiesen. Und es stellt sich die Frage, wohin uns die heute verbreitete Verhinderung des Fiebers durch forcierte Fiebersenkung und unkritisch angewandte Antibiotikabehandlungen führt?

3.3. Immunität im ökologischen Gleichgewicht

Wie in Kapitel 2 dargestellt, entdeckten im 18. und 19. Jahrhundert berühmte Forscher wie Lazzaro Spallanzani (1729-1799), Louis Pasteur und Robert Koch die Welt der Mikroben. Alsbald sahen die meisten Ärzte nur noch die Bakterien, später die Viren als die Verursacher von Infektionskrankheiten - andere hielten allerdings an der Schwächung des Organismus als Ursache aller Krankheiten fest, ein Standpunkt, welcher auch durch die klassische Psychosomatik wieder Auftrieb erhielt (s.S. 29). Die moderne Ökologische Medizin[97] vermag hier eine Brücke zu schlagen. Basierend etwa auf dem Konzept der vernetzten Systeme von Frederic Vester[98] sieht sie den Menschen in einer dynamischen Auseinandersetzung zwischen seinem Immunsystem und den mannigfaltigsten Umwelteinflüssen, zu denen auch die Bakterien und Viren gehören. Die Ursache von Krankheiten liegt in einer Störung des Gleichgewichtes zwischen den eigenen Lebenskräften und den Kräften der ganzen Umgebung. Schon zu Robert Kochs Zeiten versuchte sein Zeitgenosse Max Pettenkofer (1818-1901) zu beweisen, dass im Falle der Cholera nicht die Bakterien, sondern die hygienischen Verhältnisse für die Entstehung einer Seuche verantwortlich zu machen sind, indem er in einem heroischen Selbstversuch eine Aufschwemmung von Cholerabakterien trank und dabei gesund blieb. Auch ist es eine altbekannte Tatsache, dass der Mensch zu jedem Zeitpunkt Träger zahlreicher potentieller Krankheitserreger ist, ohne dabei zu erkranken. So führt z.B. nur ein kleiner Teil aller Kontakte mit den Scharlacherregern zu einem Scharlachausbruch.

Bei Kinderkrankheiten wie Masern, Mumps, Röteln bestanden in unseren Gegenden jahrhundertealte Gleichgewichte zwischen den Viren und den Menschen. Wurden diese Krankheiten aber in ein Gebiet eingeschleppt, wo sie zuvor nicht vorkamen, so dass die Bevölkerung keinen Immunschutz hatte, so wirkten sie sich verheerend aus. Das klassische Beispiel dazu ist die Masernepidemie auf den Färöer Inseln im Jahre 1846, welche sehr genau bekannt wurde, weil einer der aus Dänemark zugezogenen Ärzte, Ludwig Panum, das Drama präzise beschrieb[99] und damit die erste klassische Beschreibung einer Masernepidemie überlieferte. Auf den Färöer Inseln waren die Masern nach einem Ausbruch im Jahre 1781 erloschen. Am 28. März 1846, also mehr als zwei Generationen später, ging ein dänischer Tischler in Torshavn, dem Hauptort der Färöer, an Land. Exakt eine Woche zuvor hatte er in Kopenhagen noch einen Masernkranken besucht. Kaum in Torshavn angekommen, erkrankte der Mann an klassischen Masern, um alsbald problemlos davon wieder zu genesen. Die Inseleinwohner traf die Krankheit jedoch mit Vehemenz. Innert Wochen erkrankten mehr als 6000 der 7782 Einwohner, 200 von ihnen starben. 98 alte Leute, die sich daran erinnerten, 1781 die Masern durchgemacht zu haben, blieben von einer Neuerkrankung verschont. In ähnlicher Weise hinterliessen die Masern, als sie zum ersten Mal auf den Fidschi-Inseln auftraten, mehr als 40'000 Tote, was ungefähr einem Viertel der ganzen Bevölkerung entsprach.[100] Weitere Katastrophen durch neu eingeschleppte Masern ereigneten sich in Grönland, Kanada, New Guinea; die Sterblichkeit lag bei solchen Epidemien meist um 25%.[101,102,103,104] Auch der Mumps konnte in derartigem Umfeld gefährlich werden. So trat z.B. 1957 eine Epidemie bei den Eskimos auf der Insel St. Lawrence auf, wo der Mumps vorher nicht vorkam. Dies führte zu einer Häufung von Komplikationen und Fehlgeburten.[105] Ähnliche Erfahrungen wurden in Ländern gemacht, in denen durch ein ehrgeiziges Masern-Impfprogramm die Masern vorübergehend verschwunden waren, etwa im afrikanischen Gambia und Nigeria. Gambia war nach einer Durchimpfkampagne bei 96% der Bevölkerung 1967 masernfrei; 1972 traten die Masern jedoch wieder auf, aber jetzt mit höheren Komplikations- und Sterblichkeitsraten als zuvor.[106]

Am 26. Oktober 1977 wurde der letzte Pockenfall bei einem 23jährigen Somalier festgestellt; 1979 verkündete die WHO offiziell das endgültige Verschwinden der Pocken, was allgemein als der grösste medizinische Erfolg des 20. Jahrhunderts gewertet wird. Tatsächlich waren ja die Pocken über Jahrhunderte weltweit eine der schlimmsten Seuchen. Dennoch ist das Pocken-Kapitel nicht mit Sicherheit abgeschlossen. So mahnte beispielsweise der Münchener Hygiene- und Impfspezialist Professor Helmut Stickl 1989:
"Nach der letzten Pockenerkrankung und nachdem zweimal fünf Jahre, den sonst üblichen epidemischen Wellen der Pocken, keine einzige Erkrankung auf

diesem Erdball mehr registriert werden konnte, gab es keinen überzeugenden Grund mehr, Menschen gegen Pocken zu impfen. Das war vorerst ein grosser Vorteil. Ein genaueres Überlegen zeigt aber, dass in weniger als einer Generation ohne Impfung ein Zustand in Europa erreicht wird, wie er vor der Völkerwanderung, also vor der endemischen Ausbreitung der Pocken, bestanden hatte; innerhalb weniger Jahre ist eine absolute Empfänglichkeit der Menschen für Poxvirus-Infektionen zu erwarten."[107]
Offiziell werden heute die Menschenpocken-Viren nur noch in Hochsicherheits-Labors in den USA und in Russland weitergezüchtet.

Impfungen, und besonders Massenimpfkampagnen, bedeuten grundsätzlich einen massiven künstlichen Eingriff in Gleichgewichte zwischen Mensch und Mikroben mit unübersehbaren Folgen. Nach den modernen Konzepten der Ökologie sind solche Eingriffe deshalb sorgfältig auf ihre Nachhaltigkeit zu untersuchen. Unter Nachhaltigkeit versteht die Ökologie die längerfristige Verträglichkeit einer jetzt ergriffenen Massnahme für künftige Generationen.[108]
Das Konzept der Nachhaltigkeit ist indessen in der offiziellen Medizin mit wenigen Ausnahmen noch kaum bekannt.
Die klassischen Kinderkrankheiten waren in unseren Breitengraden in den letzten Jahrzehnten - im Gegensatz etwa zu den Pocken - zu harmlosen Krankheiten geworden. Versuche, mittels grossangelegter Impfkampagnen die Kinderkrankheiten auszurotten, bedeuten Eingriffe in das Mensch-Virus-Verhältnis, deren Folgen grundsätzlich zu grossen Bedenken Anlass geben müssen.[109]

3.4. Vom Wesen der Impfung

Unbefangenen Beobachtern fällt immer wieder auf, dass die Impfdiskussion - noch mehr als andere Kontroversen in der Medizin - mit besonderer Heftigkeit und Emotionalität geführt wird. Seit mindestens 200 Jahren gibt es Diskussionen um Impfungen. Die Einführung der Impfung im modernen Sinn wird dem englischen Landarzt Edward Jenner (1749-1823) zugeschrieben, welcher die frühere Einritzung von Menschenpocken-Eiter ("Variolisation" von lateinisch "variola" = die Blattern) durch die vergleichsweise harmlosere Inokulation mit Kuhpocken-Eiter ("Vaccination" von lateinisch "vacca" = die Kuh) ersetzte. Jenner ging dabei von der Beobachtung der englischen Landbevölkerung aus, wonach Menschen, welche die Kuhpocken durchgemacht hatten, nicht mehr an den echten Pocken erkrankten. Schon damals waren die Meinungen über die Nützlichkeit dieser Massnahme geteilt. Dessenungeachtet wurden Jenners Impfseren, in 18 Monaten 20'000 Portionen, sofort an die Fürstenhöfe in ganz Europa verschickt. Impfschäden waren damals ausserordentlich häufig, wurden aber verschwiegen oder heruntergespielt, zum Teil wohl auch nicht als solche erkannt. So soll Jenners eigener Sohn nach seiner Impfung im Alter von 10 Monaten in seiner geistigen Entwicklung stehengeblieben und im Alter von 21 Jahren als Schwachsinniger gestorben sein. Die Geschichte der Impfdiskussion findet sich im Buch des deutschen Internisten Gerhard Buchwald "Impfen - das Geschäft mit der Angst" nachgezeichnet.[110] Während Jenner damals trotz zahlreichen erlebten Impfkomplikationen und -todesfällen unbeirrt weiterimpfte, wurden solche Erlebnisse für Buchwald zum Anlass, sich ein Leben lang vehement gegen die Impfung einzusetzen. Wir sehen: seit jeher sind es nebst wissenschaftlichen Beobachtungen vor allem die persönlichen Erlebnisse und Wertungen, welche die Impfdiskussion beherrschen.

Das Konzept der Impfung kann ohne weiteres als faszinierend angesehen werden: Man versucht, den Immunschutz vor einer Krankheit zu erwerben, ohne die Krankheit selber durchstehen zu müssen. Dazu werden Krankheitserreger oder, wie etwa beim Starrkrampf und bei der Diphterie, ihre Toxine (Giftstoffe) durch Laboreingriffe so verändert, dass sie nach Einimpfung zwar eine Reaktion des Immunsystems auslösen, aber nicht mehr krank machen. Diese provozierte Reaktion sollte zu einem möglichst lang andauernden Schutz gegen die entsprechende Krankheit führen. Die dazu notwendige Grundimmunisierung verlangt bei den meisten Krankheiten eine mehrmalige Impfung; lässt der Immunschutz später dennoch nach, versucht man, ihn mittels "Boosterimpfungen" (Auffrischimpfungen) wiederherzustellen. Mit der Impfung versuchen wir also, "der Krankheit ein Schnippchen zu schlagen". Und das kann auch gelingen. Nur hat diese Ansicht eben ihre Auswirkungen auf uns selber. Genau betrachtet ist die Impfung ein kleiner - oder ein grosser? - Betrug, und ich sehe darin die Grundlage dafür, dass Impfungen seit jeher einerseits mit Illusionen und andererseits mit Angst verbunden sind.

Das Illusionäre mag am Beispiel der Tuberkulose-Impfung in Deutschland aufgezeigt werden. 1882 entdeckte Robert Koch den "Kochschen Bazillus", das Tuberkulosebakterium und bahnte damit den Weg zur Entwicklung eines Impfstoffes an. Albert Calmette (1863-1933) und sein Schüler Camille Guérin (1872-1961) führten anfangs des 20. Jahrhunderts die "BCG" (Bazillus Calmette-Guérin)-Impfung ein, welche in Deutschland ab 1925 breite Anwendung fand, in der Meinung, dass es sich dabei um den entscheidenden Durchbruch im Kampf gegen die Tuberkulose handle. Deutschland besitzt Sterblichkeits-Statistiken der Tuberkulosekranken, welche bis ins Jahr 1750 zurückgehen. Daraus ist ersichtlich, dass die BCG-Impfung insgesamt schlicht keinen Einfluss auf die Sterblichkeit an Tuberkulose hatte.[111] Die Zahl der Tbc-Todesfälle ging seit 1850 kontinuierlich zurück; einzig während der beiden Weltkriege kam es zu vorübergehend grossen Anstiegsraten. Den gleichen Verlauf findet man in allen anderen westlichen Ländern und auch in den USA. Der amerikanische Epidemiologe Leonard Sagan geht in seinem Buch "Die Gesundheit der Nationen - Die eigentlichen Ursachen von Gesundheit und Krankheit im Weltvergleich"[112] der Frage nach, inwieweit der Rückgang von Infektionskrankheiten wie der Tuberkulose durch verbesserte Umweltfaktoren oder durch eine bessere Immunabwehr bedingt sind. Heute wird die Tbc-Impfung allgemein als wenig wirksam gegen die üblichen Formen der Tuberkulose angesehen und ist in den meisten Ländern vom Impfkalender abgesetzt.[113]

Die gleichen Beobachtungen wurden bei Diphterie, Keuchhusten und Masern gemacht. Auch diese Krankheiten waren spontan weitestgehend zurückgegangen, bevor die entsprechenden Impfungen eingeführt wurden.[114] Selbst die Ausrottung der Pocken, welche in unserer Zeit als die grösste medizinische Leistung gefeiert wird, kann nicht eindeutig auf die Impfung zurückgeführt werden. Zusammenfassend schreibt Sagan:
"Die Entwicklung dieses Impfstoffes ist sicherlich eines der ruhmreichsten Kapitel in der Geschichte der Medizin; dennoch streiten sich die Medizinhistoriker darüber, inwiefern die Impfung zum Rückgang der Pockensterblichkeit beigetragen hat. Es gibt zahlreiche Gründe für diese Ungewissheit; der wichtigste ist wohl die Tatsache, dass die historischen Daten nicht ausreichen, um die Frage zu klären. (...) Es besteht Grund zu der Annahme, dass der Rückgang der Pockensterblichkeit parallel zur Einführung der Schutzimpfung stattgefunden hat und nicht unbedingt durch diese verursacht wurde."[115]

Das Illusionäre der Impfung, das gerade in der neueren Zeit wieder besonders stark hervortritt, hängt unmittelbar mit jenem anderen zusammen, welches aus dem skizzierten Wesen der Impfung hervorgeht: der Angst. Immer mehr Menschen haben heute Angst, dass sich die Impfung eines Tages doch gewissermassen als ein Betrug herausstellen könnte, der seinen Tribut fordert. Dabei führt die Befürchtung, die Krankheiten könnten eines Tages auf uns zurückschlagen, paradoxerweise zunächst zu weiteren Impfungen. Das ist jedoch nur ein Symptom einer verbreiteten Verunsicherung, welche die Tendenz in sich trägt, die eigene Verantwortung den "Experten" zu überlassen.

3.5. Medizin der Angst

In der hausärztlichen Praxis lässt sich hautnah erleben, dass viele Eltern überhaupt kein Vertrauen mehr in die Heilkräfte ihrer Kinder haben. Sie erschrekken masslos, wenn ihr Kind plötzlich Fieber hat, über Ohrenschmerzen infolge einer Mittelohrentzündung oder Halsweh bei einer Angina klagt. Unabhängig davon, wie es dem Kind tatsächlich geht, gerät die ganze Familie in Angst und Panik. Diese Angst ist oft das Ansteckendste an der ganzen Erkrankung, befällt nicht selten auch den Arzt und weckt das Bedürfnis nach einer möglichst raschen Behandlung. Das Kind selber hat zunächst keine Angst. Die seelische Grundhaltung eines neugeborenen Kindes ist ja das (Ur-)Vertrauen in die Welt. Und die Eltern bräuchten eigentlich hierzulande weniger Angst zu haben, denn noch nie zuvor war die Säuglings- und Kindersterblichkeit so niedrig!

Zukünftigen Müttern fehlt heutzutage oft das Vertrauen, eine Geburt ohne grossen medizinisch-technischen Aufwand bewältigen zu können. Es braucht dazu, so sagt man ihnen, technische Hilfsmittel und medizinische Experten, damit alles gut verläuft. Wenn eine Frau sich trotzdem zu einer Hausgeburt entschliesst, wird ihr das "Unvernünftige" einer solchen Niederkunft deutlich zu verstehen gegeben.[116] Man möchte den Geburtsverlauf mit Monitoren überwachen und für allfällige Komplikationen gerüstet sein. Und das neugeborene Kind tritt in die Welt und begegnet im ersten Lebensaugenblick schon der Angst. Und so geht es weiter: "Zur Sicherheit" wird routinemässig ein Hüft-Sonogramm (Ultraschallaufnahme) gemacht, um eine Hüftgelenksanomalie ausschliessen zu können, "zur Sicherheit" erhält der Säugling routinemässig Vitamin D-Tropfen, und spätestens im dritten Monat werden die Eltern darauf aufmerksam gemacht, dass das Kind in seiner Gesundheit gefährdet wäre, wenn es jetzt nicht gegen zahlreiche Krankheiten geimpft würde. "Eltern, die ihre Kinder lieben, lassen sie impfen", hiess der Werbeslogan in der Schweiz, und: "Wenn ein Arzt einem Kind eine Impfung vorenthält, so kommt das einer Kindsmisshandlung gleich" befand eine deutsche Ärzte-Zeitung.[117] Ähnliches erleben wir ja auch als Erwachsene. Vielleicht fühlen wir uns völlig gesund, essen gesund, rauchen nicht, sind nicht übergewichtig und treiben Sport - aber eines Tages wird uns nahegelegt, zur Sicherheit doch einmal unseren Cholesterinspiegel kontrollieren zu lassen. Und weil der etwas über der Norm liegt, ängstigen wir uns bereits und akzeptieren gerne ein cholesterinsenkendes Mittel. Wir erleben Gesundheit nicht als etwas, worüber wir uns selber ein Urteil bilden können, sondern um Gesundsein festzustellen, müssen zunächst zahlreiche Krankheiten ausgeschlossen werden, wofür Experten und technische Hilfsmittel notwendig sind.

Betrachten wir die Beispiele der Hausgeburt und der Cholesterinsenkung nochmals genau. Bezüglich der Gefährlichkeit einer Hausgeburt zeigen zahlreiche Untersuchungen, dass bei sorgfältiger Indikationsstellung das Risiko für Mutter und Kind nicht grösser ist als bei einer Klinikgeburt.[118,119,120,121] Zwar kann im seltenen Fall einer unvorhergesehenen Komplikation die Verzögerung durch die Überweisung ins Spital Probleme bringen, andererseits birgt auch die Spitalgeburt gewisse Risiken, die zuhause entfallen, wie z.B. verzögerter Geburtsverlauf durch Verkrampfung, Nebenwirkungen von Medikamenten, Spitalinfektionen und Stillschwierigkeiten. Bezüglich Cholesterinsenkung zeigen riesige Studien, dass durch die Einnahme von Medikamenten die Sterblichkeit an Herzinfarkt und Herzschlag und vielleicht sogar die Gesamtsterblichkeit gesenkt werden können.[122,123] Der Unterschied in der Erkrankungshäufigkeit ist allerdings minimal: Von 100 gesunden Männern im Alter von 50 Jahren mit normalem Cholesterin bleiben innert 10 Jahren 96 herzgesund, von 100 Männern mit erhöhtem Cholesterin 94.[124] Wenn also 100 Männer über ein Jahrzehnt mit cholesterinsenkenden Mitteln behandelt werden, profitieren nur gerade zwei davon. Bei Frauen, jungen und alten Männern ist zudem kein sicherer Nutzen einer Behandlung nachgewiesen.[125] Andere Untersuchungen ergaben zudem, dass Personen mit niedrigem Cholesterin dafür häufiger an anderen Ursachen, besonders auch durch Selbstmord, sterben.[126,127] Dies führt uns die Fragwürdigkeit der isolierten statistischen Betrachtung eines Teilaspektes einer Krankheit vor Augen. Zudem entbehren solche Studien jeglicher Information über die Lebensqualität des einzelnen Patienten.

So müssen wir mit gewissem Erstaunen feststellen, dass unsere moderne Medizin das Vertrauen in unsere Heilkräfte und unsere Selbständigkeit in hohem Masse untergräbt. Wir leben mit einer "Absicherungs-Medizin", es gibt eigentlich keine wirklich gesunden Menschen mehr. Ein "bonmot" sagt, dass der Gesunde nur noch nichts von seiner Krankheit weiss. Angst kann dabei einerseits durch die zunehmende Technisierung und Automatisierung der Diagnose- und Therapieabläufe ausgelöst werden, andererseits ist nicht zu übersehen, dass Angst auch bewusst als Druckmittel eingesetzt wird. Ich erlebe das etwa in unserer Praxis beim Durchsehen der täglichen Werbepost: Mit einem grässlichen dreiköpfigen Drachen wird z.B. für die Grippeimpfung Reklame gemacht; ein unheimlicher Panther lauert nachts auf den Asthmakranken, der seine Asthmamedikamente nicht regelmässig einnimmt; der Tod selber erwartet jeden, dem ein Antibiotikum vorenthalten wird.

Solche Angst wird auch eingesetzt für präventivmedizinische Massnahmen. Es gibt eine ganze Disziplin der Verhaltenspsychologie, welche sich mit dem "Angst-Reduktions-Modell" befasst.[128,129,130] In diesem Modell wird die Angst als notwendige Vermittlerinstanz zwischen einem Gefahrensignal und einer gefahrenabwendenden Handlung bewertet. Es wird dabei für nützlich erachtet, Gesundheitserziehung mit beängstigenden Informationen so weit zu unterstützen, dass ein (vorher genau festgelegtes) Angstniveau erreicht wird, das in jedem Fall zu effizientem Handeln veranlasst.[131]

Die Anwendung solcher Grundsätze wird besonders dann problematisch, wenn nicht wir selber, sondern eben "die Experten" festlegen, was als gefährlich anzusehen ist. So wurde in den USA der kritische Cholesterinspiegel so angesetzt, dass 60 Millionen Amerikaner "behandlungsbedürftig" wurden.[132] Ein anderes Beispiel für diese Problematik gibt die Vorbereitung zur Durchimpfung der Kinder gegen Windpocken. Bisher wurde diese Kinderkrankheit im allgemeinen nicht als gefährliche Krankheit erlebt. Im Vorfelde der von Industrie und Impfexperten gewünschten Einführung der generellen Impfung wurden die Ärzte in den letzten Jahren mit Informationen über diese Krankheit beliefert, welche zeigen sollen, dass die Windpocken ein inakzeptables Gesundheitsrisiko darstellen. Dabei wird oft dasselbe schreckliche Bild eines Säuglings gezeigt, der durch Erkrankung seiner Mutter während der Schwangerschaft geschädigt wurde, was zwar vorkommt, aber extrem selten ist.[133]

Dabei gibt es durchaus präventivmedizinische Kampagnen, die ganz bewusst gerade nicht mit angsterzeugenden Botschaften arbeiten und damit auch Erfolg haben. Dazu gehört in der Schweiz vor allem die Nichtraucher-Kampagne, welche wesentlich von Professor Theodor Abelin am Institut für Sozial- und Präventivmedizin der Universität Bern ausging.[134] Die Nichraucher-Kampagne gilt als präventivmedizinische Bemühung, deren Erfolg auch wissenschaftlich abgesichert ist.[135,136]

3.6. Die Impfkampagne gegen Masern, Mumps und Röteln[137]

1987 führte die Schweiz unter Federführung des Bundesamtes für Gesundheit (BAG) die von einer speziellen Impfkommission beschlossene Massenimpfkampagne gegen die Kinderkrankheiten Masern, Mumps und Röteln ein. Die Zielsetzung bestand in Anlehnung an die Programme der WHO in der "vollständigen Ausrottung" dieser Krankheiten bis zum Jahr 2000.[138] "Dieses Ziel kann jedoch nur erreicht werden, wenn die Viruszirkulation vollständig unterbunden wird", kommentierte das BAG, "Dazu ist es notwendig, alle Kinder gegen die drei Krankheiten zu impfen". Bei der Einführung des Impfprogrammes wurden zur medizinischen Begründung für die Masernimpfung die Verhütung der Masern-Enzephalitis (Gehirnentzündung), für die Rötelnimpfung die Vorbeugung der Röteln-Embryopathie (Schädigung des Embryos) und für die Mumpsimpfung "die Tatsache, dass ein guter Impfstoff zur Verfügung steht, der sich gleichzeitig mit der Masern-Röteln-Impfung verabreichen lässt"[139] angeführt, später wurden zur Rechtfertigung der Mumps-Impfung die Verhütung der Mumps-Meningitis (Hirnhautentzündung) und der Ertaubung nach Mumps in die Dokumentationen aufgenommen.

Die Masern sind eine hochansteckende fieberhafte Allgemeinerkrankung im Kindesalter. In fast allen Organen des Körpers finden tiefgreifende Veränderungen statt, vergleichbar mit einer "Mauserung": der Organismus hat Gelegenheit, altes abzustossen und sich zu erneuern. Dadurch erklärt sich die Beobachtung, dass insbesondere erblich mitbedingte Krankheiten wie Ekzeme oder Asthma durch Masern gebessert oder geheilt werden können. Umgekehrt kann es aber auch zu Komplikationen kommen. Wenn der Entzündungsprozess nicht richtig überwunden wird, kann er auf die Ohren, die Lungen oder auf das Gehirn übergreifen. Es kommt zur Mittelohr- oder Lungenentzündung, oder zur gefürchteten Hirnentzündung (Enzephalitis). Bei den Röteln handelt es sich um eine an sich harmlose Kinderkrankheit mit Fieber, Lymphknotenschwellung und Hautausschlag, welche nur dann gefährlich wird, wenn eine Frau während einer Schwangerschaft erkrankt. Der Embryo kann dann schwer geschädigt werden (Röteln-Embryopathie). Der Mumps ist eine harmlose Kinderkrankheit mit Fieber und schmerzhafter Schwellung der Ohrspeicheldrüsen. Es kann dabei eine Nervenentzündung auftreten, die ganz selten eine Schwerhörigkeit zurücklässt. Andere Komplikationen, z.B. Hirnhautentzündung (Meningitis) können dann gefährlich sein, wenn die Erkrankung statt im Kindesalter erst nach der Kindheit auftritt. In diesem Alter kann auch eine sehr schmerzhafte Hodenentzündung auftreten; ob diese zu Unfruchtbarkeit führen kann, ist nicht geklärt.

Bei der Behandlung der Kinderkrankheiten haben nach meiner Erfahrung die althergebrachten Grundsätze auch heute noch ihre Gültigkeit. Die Kinder gehören, besonders bei Masern und Mumps, ins Bett. Sie werden zur Entlastung ihres Nerven- und Sinnessystems von äusseren Reizen abgeschirmt; sie müssen zur Vermeidung der Austrocknung genügend trinken. Es geht eigentlich mehr darum, die Kinder in ihrer Krankheit zu begleiten, als sie behandeln zu wollen. Die Fieber müssen nicht notwendigerweise gesenkt, wohl aber sorgfältig überwacht und bei Bedarf gelenkt werden. Zur Vermeidung von Fieberstauungen im Kopf mit möglichen Fieberkrämpfen erhalten Fieberkinder mit heissen Füssen kühle Essig- oder Zitronenwickel auf die Waden, solche mit kühlen Beinen aber warme Wickel. Entscheidend wichtig ist jedoch eine angstfreie, zuversichtliche Atmosphäre im Krankenzimmer - und gerade das ist oft unendlich schwierig zu bewerkstelligen. Es gibt heute umfassende, gut verständliche Betrachtungen zu den Kinderkrankheiten und deren Behandlung.[140,141]

Bei Masern, Mumps und Röteln handelt es sich also um drei ganz verschiedene Kinderkrankheiten, denen man mit einer Massen-Kombinationsimpfung unmöglich gerecht werden kann. Trotzdem basiert die Impfkampagne auf serienweiser Durchimpfung der Kinder gegen alle drei Krankheiten gleichzeitig. Es wird grundsätzlich auch keine Rücksicht genommen, ob ein Kind einzelne der drei Krankheiten schon durchgemacht hat oder gegen einzelne davon schon geimpft ist. Schwerwiegende Komplikationen von Masern, Mumps und Röteln sind in mitteleuropäischen Ländern seit einiger Zeit selten. Die Häufigkeit der Enzephalitis wurde anfänglich von offizieller Seite mit "70 Fällen pro Jahr"[142] um ein Vielfaches zu hoch angegeben. Bei der Röteln-Embryopathie ist der Schutz von Frauen im gebärfähigen Alter durch die Impfung im frühen Kindesalter sehr unsicher. Die übrigen Komplikationen sind fast immer harmlos. So kann in der Schweiz in keiner Weise von einer Notsituation gesprochen werden, welche eine Massenimpfkampagne rechtfertigen würde. Die Situation in den Entwicklungsländern, wo z.B. die Masern wegen Unterernährung, Austrocknung und generell geschwächten Abwehrkräften immer noch eine häufige Todesursache der Kinder ist, bedarf einer gesonderten Betrachtung.

3.6.1 Ausrottung der Kinderkrankheiten?

Mit der MMR-Impfkampagne sollen also die schwerwiegenderen Krankheitskomplikationen und unerwünschte Krankheitsabsenzen in der Schule verhindert werden, indem man versucht, die Krankheiten selber auszurotten. Nach übereinstimmender Ansicht aller Fachleute wäre dazu indessen eine Durchimpfung der Kinder von mindestens 95% notwendig. Dieses Ziel hat sich mittlerweile als unrealistisch erwiesen. So kam das Institut für Sozial- und Präventivmedizin der Universität Bern in einer umfassenden Literaturstudie zum Schluss: "Die Ausrottung von Masern, Mumps und Röteln erscheint heute tatsächlich eher kein realistisches Ziel zu sein (...) Ohne Impfobligatorium sind so hohe Durchimpfraten wohl nur schwer erreichbar. (...) Der Grund zur Empfehlung, die MMR-Impfung im Alter von 15-24 Monaten durchzuführen, liegt aber im Schutz, den die Impfung jedem Einzelnen bringt".[143] Damit wird die rationale Grundlage jedes MMR-Impfkonzeptes, das auf einer Massenbeimpfung der Kleinkinder beruht, hinfällig. Die Einzelimpfung im individuellen Fall kann ihre Berechtigung durchaus behalten; es gibt aber unter dieser Voraussetzung z.B. keinen medizinisch einleuchtenden Grund, die Mädchen gegen Mumps oder die Knaben gegen Röteln zu impfen. Und die Massenimpfung ohne gesicherte Ausrottung ist gefährlich. So warnte die WHO im Falle der Röteln ausdrücklich: "Falls nicht rasch nach der Einführung der MMR-Impfung hohe Durchimpfraten erreicht werden, können mehr Fälle von Rötelnembryopathie auftreten als ohne Programm".[144] Entsprechendes gilt auch für die Masern-Enzephalitis.

Die Voraussetzungen der MMR-Ausrottungskampagne können entgegen den ursprünglichen Hoffnungen nicht mit jenen bei den Pocken verglichen werden.[145] Die Pocken waren wesentlich weniger ansteckend als etwa die Masern, entsprechend war keine vollständige Durchimpfung notwendig. Pocken waren einfacher rechtzeitig zu diagnostizieren, so dass die frühzeitige Isolation von Neuerkrankten möglich war. Die Masern sind bereits vor dem sichtbaren Krankheitsausbruch hochkontagiös (ansteckend), und mit zunehmender Durchimpfung gibt es immer mehr klinisch unbemerkte Infektionen. Im Gegensatz zu den stabilen Pockenimpfstoffen sind die Masernvakzine äusserst empfindlich und verlangen eine lückenlose Kühlkette; zudem sind sie wesentlich teurer. Der wichtigste Unterschied ist jedoch in der Tatsache zu sehen, dass die Pocken keine harmlose Kinderkrankheit wie hierzulande die Masern waren, sondern eine epidemisch auftretende, von der Bevölkerung als sehr bedrohlich eingeschätzte Seuche.

Weil die drei Kinderkrankheiten nicht ausgerottet werden können, ist zu befürchten, dass die Massenbeimpfung die natürliche Immunität der Kinder soweit zerstört, dass gefährliche Epidemien auftreten werden. Diese Gefahr bleibt auch bei sehr hoher Durchimpfung bestehen, nur ist anzunehmen, dass es dann länger dauert, bis wieder grössere Epidemien vorkommen. Dazu gibt es die verschiedensten Modellrechnungen; so kommt z.B. D. Levy an der John Hopkin Universität für die Verhältnisse in den USA zum Schluss: "Wenn im Jahr 2050 eine Epidemie auftreten sollte, (...) könnten theoretisch in den USA über 25'000 Todesfälle auftreten".[146] Zu bedenken ist dabei, dass mit zunehmender Impfdichte auch bei den Geimpften der Immunschutz schlechter wird, weil die Auffrischung durch die natürlichen Viren entfällt. So erweist sich z.B. der Impfschutz gegen Masern in den USA heute bereits als deutlich schlechter als erhofft und wird nur noch auf 80-90% geschätzt.[147] In der Schweiz scheint sich die Durchimpfrate 10 Jahre nach Einführung der Kampagne bei 80% einzupegeln.[148] In unseren Nachbarländern ist die Durchimpfung durchwegs niedriger.[149]

Immerhin wird bei Massenbeimpfung von vier Fünfteln der Bevölkerung die normale Ansteckung im Kindesalter mit dem natürlichen Virus bereits soweit reduziert, dass es zu Verschiebungen der Erkrankungen sowohl ins Jugendlichen- und Erwachsenenalter als auch ins frühe Säuglingsalter kommt - in beiden Altersgruppen verlaufen alle drei Kinderkrankheiten wesentlich gefährlicher. Zudem weisen Beobachtungen darauf hin, dass das verspätete Durchmachen von Masern, Röteln und Mumps mit einem häufigeren Auftreten von schweren Erkrankungen im Erwachsenenalter wie z.B. Multipler Sklerose verbunden sein kann (s.S. 32).

Die USA haben ihre eigene nationale Zielsetzung schon zweimal verpasst. Bereits 1967 und dann erneut 1978 wurde das Ziel der Ausrottung der Masern proklamiert. Tatsächlich fiel die Masernhäufigkeit 1983 auf ein Tief von 1'497 gemeldeten Fällen, danach nahmen die Masernfälle wieder bis zu einem neuen Maximum von 27'785 Erkrankungen mit 89 Todesfällen im Jahr 1990 zu. Seither liegen die Meldungen wieder sehr tief.[150] Die Fluktuationen werden in den USA derzeit wie Börsenkurse mit grosser Besorgnis verfolgt. Überraschenderweise treten Masern-Ausbrüche auch an Schulen auf, in denen 99% der Kinder geimpft wurden.[151] Das Hauptproblem besteht aber darin, dass immer mehr Säuglinge erkranken, welche von ihrer geimpften Mutter keinen hinreichenden "Nestschutz" mehr erhalten. Nach offiziellen Meldungen verlaufen diese Masernausbrüche wesentlich gefährlicher als die früheren Masernerkrankungen. So war die Sterblichkeit an Masern in den USA 1989 mit 2.4 Todesfällen pro 1'000 Erkrankungen 10 mal höher als vor der Ausrottungs-Kampagne.[152]

3.6.2 Unsicherheit des Impfschutzes

Die Erfahrungen in den USA belegen, dass Güte und Dauerhaftigkeit des MMR-Impfschutzes ungewiss sind. Die Impfkampagne ging aber von der Annahme eines lebenslänglichen Impfschutzes aus. Besonders problematisch ist die Situation auch bei den Röteln. Die Zielsetzung der Rötelnimpfung, die Verhütung der Röteln-Embryopathie, ist an sich unbestritten. Bisher liess man Kinder möglichst die natürliche Erkrankung durchmachen und impfte bei Schulaustritt gezielt noch jene Mädchen, welche die Röteln nicht durchgemacht hatten, was durch einen einfachen Antikörpertest überprüft werden kann. Im Kanton Uri z.B. waren 1981 mit dieser Handhabung 96.5% der 18-23jährigen Frauen und 99.1% der gleichaltrigen Männer antikörperpositiv und wirkungsvoll gegen Röteln im Erwachsenenalter geschützt.[153] Bei der Impfung ist davon auszugehen, dass die Impfviren das Immunsystem nicht in gleichem Ausmass zu aktivieren vermögen wie die natürlichen Rötelnviren. Zudem tritt bei einem Teil der Geimpften, der auf 5-15% geschätzt wird, von Anfang an gar kein wirksamer Impfschutz auf (sogenannte "primäre Impfversager"). Schliesslich nimmt der Impfschutz, wie erwähnt, mit zunehmender Durchimpfung ab, weil die laufende Auffrischung durch die natürlichen Viren verlorengeht. So ist also damit zu rechnen, dass ein wachsender Anteil der schwangeren Frauen in Zukunft gerade wegen der frühen Impfung nicht mehr geschützt sein wird, tatsächlich werden bereits Fälle von Rötelnembryopathien trotz Impfung beobachtet.[154,155] Diese Unsicherheit des Impfschutzes kann durch die bereits neun Jahre nach Kampagnebeginn eingeführte Wiederholungsimpfung nicht behoben werden[156], ist doch die MMR-Auffrischimpfung nach den bisherigen Erfahrungen von sehr zweifelhafter Wirkung.[157]

Die Impfung gegen Mumps hat in der Schweiz den Stellenwert einer besonders desillusionierenden Kampagne erreicht, weil hierzulande ein schlecht wirksamer Impfstoff angewandt wurde.[158] 1987 war die Mumpsimpfung auf der Basis folgender Argumente in das MMR-"Multipack" aufgenommen worden:
"Da ein guter Impfstoff zur Verfügung steht, der sich problemlos gleichzeitig mit der Masern- und Röteln-Impfung verabreichen lässt, ist der Einschluss dieser Krankheit in ein breit angelegtes Eliminationsprogramm nicht zuletzt auch aus Kosten-Nutzen-Überlegungen sinnvoll".[159] Tatsächlich erwies sich der Impfstoff als so schlecht, dass seit 1989 die gemeldeten Mumpsfälle, gerade auch bei den Geimpften, um ein Vielfaches zugenommen haben.[160] Dennoch war dieser Impfstoff 1996 noch immer in Gebrauch.

3.6.3 Impfkomplikationen

Bei den MMR-Impfstoffen handelt es sich um Mehrfach-Lebendviren-Vakzine gegen drei völlig verschiedene Krankheiten. Grundsätzlich können nach Impfung alle Symptome von Masern, Röteln und Mumps auftreten, fast immer in stark abgeschwächter Form. Es kann aber auch zu den gleichen Komplikationen wie bei den Krankheiten selber kommen. Und schliesslich treten seltene Impfkomplikationen auf, welche bei den natürlichen Krankheiten nicht vorkommen. Die MMR-Impfstoffe gehören zu den hinsichtlich kurzfristiger Komplikationen bestuntersuchten Impfstoffen und gelten allgemein als "sicher". Allerdings beruhte die bisherige Erfassung allfälliger Nebenwirkungen und Komplikationen auf der unvollständigen Rückmeldung durch Ärzte, wodurch die wahre Häufigkeit solcher Ereignisse um ein Vielfaches unterschätzt wird (sogenanntes "Underreporting").[161] Die Meldung einer Gesundheitsstörung, welche möglicherweise mit einer vorangegangenen Impfung in Zusammenhang steht, ist bei den Ärzten eine unbeliebte Angelegenheit. Kommt es zu einem Rechtshandel, was in der Schweiz - im Gegensatz etwa zu Deutschland oder den USA - bisher selten vorkam, so wird die fachliche Begutachtung meist einem Impfexperten zugewiesen, welcher auf Grund statistischer Literatur argumentiert, dass die entsprechende Gesundheitsstörung auch ohne Impfung vorkomme (sogenannte Hintergrund-Inzidenz) und somit ein Kausalzusammenhang zumindest nicht bewiesen sei, womit die Beweislast auf den Kläger zurückfällt. Modernere Untersuchungen mit aktiver Erfassung von Impfnebenwirkungen z.B. mittels Vergleich von Spital-Krankengeschichten mit den Impfdokumenten ergeben denn auch wesentlich höhere Komplikationsraten. So wurde z.B.

für die Masernimpfung eine Häufigkeit hospitalisationsbedürftiger Impfkomplikationen gefunden, welche fünf mal höher liegt als die passiven Routine-Meldungen durch die Ärzte.[162]

Es besteht hinsichtlich Impfkomplikationen also eine erhebliche Unsicherheit. Zum Auftreten einer Masern-Impf-Enzephalitis z.B. werden in der Literatur Häufigkeiten von 1:1 Million bis 1:17'500 angegeben.[163] Zum Auftreten des sogenannten "Guillain-Barré-Syndroms" (aufsteigende Lähmung) liegen in der Fachliteratur zahlreiche Fallberichte vor, dennoch wird diese schwere Schädigung im einschlägigen deutschen Impfkomplikationen-Kompendium[164] nicht einmal erwähnt. Bei der Röteln-Impfung gilt vor allem die Arthritis (Gelenkentzündung) und die Polyarthritis (chronische Entzündung mehrerer Gelenke durch Störung im Immunsystem) als offiziell akzeptierte Komplikation[165], bei der Mumps-Impfung die Meningitis (Hirnhautentzündung), welche immerhin so häufig auftrat, dass einer der Mumps-Impfstoffe vom Markt zurückgezogen werden musste.[166]

Längerfristige Impfkomplikationen sind noch wenig untersucht. Zur Zeit verdichtet sich indessen die Evidenz, dass die Impfungen, und insbesondere die Mehrfachimpfungen, zu nachhaltigen Schädigungen des Immunsystems führen können. So wird heute angenommen, dass die massive Zunahme der Allergien durch die Impfungen zumindest begünstigt wird.[167,168] Die Impfungen können auch Autoimmunkrankheiten (s.S. 26) wie z.B. die erwähnte Polyarthritis auslösen. Eine kontrollierte Studie in England zeigte eine Häufung der Darm-Autoimmunkrankheiten Morbus Crohn und Colitis ulzerosa bei Maserngeimpften.[169] Verschiedene Berichte zeigen auf, dass der jugendliche Diabetes (Zuckerkrankheit) bei entsprechender Disposition ebenfalls durch Impfungen ausgelöst werden kann.[170,171,172]

3.6.4 Nachhaltigkeit in der Medizin

Wie wir gesehen haben (s.S. 37), ist der Begriff der Nachhaltigkeit in der Medizin noch wenig bekannt. Gerade bei Massenimpfkampagnen bestehen aber grosse Bedenken hinsichtlich längerfristiger Verträglichkeit für das Gleichgewicht zwischen Immunsystem und Umwelt.[173,174] Unter dem Druck von "flächendeckenden Impfkampagnen" kann es dazu kommen, dass zwar ein Krankheitserreger zurückgedrängt wird, die Krankheit aber um so häufiger mit einem anderen Erreger assoziiert auftritt. So ist z.B. in Deutschland im Zuge der Impfung gegen Masern, Mumps und Röteln zwar die Häufigkeit der Masern-Enzephalitis zurückgegangen; in Bayern wurde aber festgestellt, dass zur gleichen Zeit diese Abnahme überholt wurde durch eine Zunahme von Varizellen (Windpocken) - und Herpes-Enzephalitiden und vor allem von Gehirnentzündungen "ungeklärter Ursache".[175]Die gleiche Erscheinung der Verlagerung zu einem anderen Erreger wird bei der Impfung gegen Hämophilus Influenzae B (Hib), einen der Erreger der kindlichen Hirnhautentzündung, beobachtet: In Finnland konnten die Hämophilus-Bakterien durch eine ehrgeizige Massenimpfkampagne Ende der 80er Jahre weitgehend verdrängt werden; dafür treten seither zunehmend Infektionen durch Pneumokokken auf[176], welche wesentlich gefährlicher sind.[177] Im Gefolge von forcierten Impfkampagnen kann es auch dazu kommen, dass sich die Bakterien und Viren durch Mutationen verändern und damit den Impfschutz unterlaufen.[178] Es können auch Vermischungen der Genbestände zwischen natürlichen und Impfviren auftreten, sogenannte Rekombinanten-Viren. Dieses Problem besteht beispielsweise bei den Polio (Kinderlähmungs-)Viren.[179,180] In der Schweiz wurden im letzten Jahrzehnt zwar nur noch extrem selten Kinderlähmungen diagnostiziert, aber fast alle dieser Fälle waren durch solche rekombinante Viren verursacht, deren zukünftige Entwicklung völlig ungewiss ist. Des weiteren kann es nach Ausrottung einer dem Menschen angepassten Virusart zur Adaptation nahestehender tierischer Viren auf den Menschen kommen, was z.B. bei den Pockenviren beobachtet wird.[181] So kommt der Pariser Medizinhistoriker Mirko Grmek in seinem Buch "L'histoire du Sida" (Die Geschichte von AIDS) nach Durcharbeitung von über tausend wissenschaftlichen Arbeiten zur Schlussfolgerung, dass die medizinische Technik durch Unterdrückung von Krankheiten mittels grossangelegter Impfkampagnen wesentliche Vorbedingungen für das Auftreten der HIV-Krankheiten (s.S. 57ff.) geschaffen hat. "Die aktuelle Epidemie", schreibt Grmek, "ist die Kehrseite der Medaille, der zwangsläufige Preis, den wir dafür bezahlen müssen, dass wir die jahrtausendealten ökologischen Gleichgewichte derart radikal gestört haben".[182] Mit den gentechnisch hergestellten Impfstoffen werden zusätzliche Probleme auftreten. So haben Zürcher Forscher im Tierversuch die überraschende Feststellung gemacht, dass durch solche Impfstoffe in ungünstigen Fällen das Gleichgewicht zwischen Virus und Immunabwehr derart beeinflusst werden kann, dass eine Krankheit sogar verstärkt auftritt (s.S 91).[183] Vor dem Hintergrund solcher Beobachtungen wies der amerikanische Bakteriologe und Nobelpreisträger Josua Lederberg darauf hin, dass wir mit wieteren "grossen Katastrophen" wie AIDS zu rechnen haben, weil zuviel in das natürliche Verhältnis zwischen Krankheitserregern und Mensch eingegriffen werde.[184]

Für das einzelne Kind steht jedoch weiterhin die Frage im Vordergrund, was wir seinem Immunsystem - und damit seinem ganzen Organismus - zumuten, wenn wir ihm gemäss dem 1996 gültigen offiziellen schweizerischen Impfkalender bereits in den ersten zwei Lebensjahren nicht weniger als 23 Impfungen gegen acht verschiedene Krankheiten zumuten.

3.6.5 Zwangsszenarium ins Ungewisse

Solange die MMR-Impfkampagne am Ziel der Ausrottung dieser Krankheiten festhält, führt sie durch ihre innere Gesetzmässigkeit zu zahlreichen Zwangswirkungen auf Individuum und Gesellschaft. Das Ausrottungskonzept ist ausgesprochen störanfällig; weil in der Schweiz nur 80% statt der notwendigen 95-100% der Bevölkerung sich impfen lassen, und weil die Impfstoffwirksamkeit niedriger ist als erhofft, gerät die Kampagne, wie wir gesehen haben (s.S. 46f.), bereits zu einem riskanten Experiment. Diese Störanfälligkeit führt dazu, dass zur Eingrenzung von Rückfall-Epidemien zunehmend Zwangsmassnahmen notwendig werden, so z.B. die Sicherstellung und Aufrechterhaltung einer vollständigen Durchimpfung, die Überwachung der Immunitätslage der Bevölkerung, die Überwachung der Viruszirkulation im Inland und in benachbarten Gebieten sowie die Bereitstellung von Quarantänen und Abriegelungsimpfungen bei Krankheitsausbrüchen. In den USA ist das alles bereits Realität; ein Masernausbruch führt dort beinahe zu so dramatischen Reaktionen wie ein Ausbruch von Cholera oder Pest.

Politisch besteht das Problem für die Schweiz darin, dass ein gesetzlicher Impfzwang für die Impfungen gegen Masern, Mumps und Röteln nicht vorstellbar ist. Es geht also sozusagen darum, die Eltern zu zwingen, "freiwillig" mitzumachen. Das bedeutet aber de facto die Einführung eines staatlichen Zwanges und eine Beschneidung der Grundrechte, ohne dass eine volksgesundheitliche Notwendigkeit besteht. Aus staatsrechtlicher Sicht sind die dazu notwendigen Voraussetzungen wie Erforderlichkeit, Eignung und Zumutbarkeit kaum erfüllt.[185] In dieser Situation gründeten 1987 150 impfkritische Ärzte die "Ärzte-Arbeitsgruppe für differenzierte MMR-Impfungen", welche sich seither um eine ausgewogene Information über die Vor- und Nachteile der Kinderkrankheiten und der entsprechenden Impfungen bemüht.[186,187,188] Dieser Gruppe gehörten zusammen mit der "Groupe médical de réflexion sur le vaccin ROR" in der französischsprachigen Schweiz 1996 über 500 Ärztinnen und Ärzte an.

Für die Impfung gegen Keuchhusten (Pertussis) gelten grundsätzlich ähnliche Überlegungen. Auch der Keuchhusten ist eine typische Kinderkrankheit, gekennzeichnet durch über vier bis acht Wochen anhaltende, oft mühsame Hustenattacken bis zum Erbrechen, begleitet von meist nur leichtem Fieber. Im Gegensatz zu Masern, Mumps und Röteln erhält das Neugeborene von seiner

Mutter keinen "Nestschutz" gegen Keuchhusten, tatsächlich ist die Krankheit aber nur in den ersten Lebensmonaten gefährlich, weil die Säuglinge den zähen Schleim nur schlecht abhusten können. Die Wirksamkeit der verschiedenen Keuchhusten-Impfungen wird unterschiedlich beurteilt, in unserer Praxis sehen wir etwa gleich viele geimpfte wie ungeimpfte Kinder mit Keuchhusten, wobei die Krankheit allerdings bei den geimpften Kindern meist weniger schwer verläuft. Für die entscheidenden ersten drei Lebensmonate aber kommt die Impfung, welche im zweiten oder dritten Monat beginnt, ohnehin zu spät, was auch bei der Keuchhusten-Impfung Anlass zu einer "Ausrottungs-Strategie" gegeben hat.[189] Die Frage der Gefährlichkeit der Keuchhusten-Impfung gibt seit Jahrzehnten Anlass zu heftigen Expertenstreiten. In Deutschland etwa wurde die Keuchhusten-Impfung 1975 wegen den gefürchteten Krampfanfällen und Gehirnschäden aus der offiziellen Liste der routinemässig empfohlenen Impfungen gestrichen, 1992 aber mit dem Hinweis, dass sich die Impfung nun doch als harmlos erwiesen habe,[190] wiederaufgenommen.[191] Auch in der Schweiz galt die Impfung 1980 noch als gefährlich, mit einer Krampfhäufigkeit von 1:4800 bei geimpften Kindern[192], später wurde behauptet, Krampfanfälle treten nach Keuchhusten-Impfungen nicht gehäuft auf.[193] Dennoch wurde 1996 ein neuer, sogenannter "azellulärer Impfstoff" wegen seiner "im Vergleich zu herkömmlichen Impfstoffen besseren Verträglichkeit" eingeführt.[194]

3.7. Krankheit und Biographie

Aus den bisherigen Überlegungen geht hervor, dass Kinderkrankheiten wie auch Kinderimpfungen grundsätzlich wesentliche Etappen in der Entwicklung unserer Kinder darstellen. Sowohl die Krankheiten als auch die Impfungen – damit die Verhinderung von Krankheiten - haben weitreichende Auswirkungen auf das Immunsystem des einzelnen Kindes und auf sein Verhältnis zu den Mikroorganismen der Umwelt. Sie alle gestalten also mit am Schicksal des Kindes. Das menschliche Schicksal ist aber individuell und einmalig, wodurch alle statistischen Erwägungen wieder relativiert werden.

Die elterliche und auch die ärztliche Begleitung eines Kindes durch eine Kinderkrankheit hindurch kann zu einem eindrücklichen Erlebnis werden. Ich erinnere mich an einen Masernausbruch in unserem Dorf anfangs 1992. In unserer Region fand schon vor Beginn der MMR-Impfkampagne eine hohe Durchimpfung gegen Masern statt, so dass die Krankheit während acht Jahren nicht mehr aufgetreten war. Nach einer Erstansteckung erkrankten in kurzer Zeit 58 Kinder im Umfeld unserer Praxis, etliche davon recht schwer. Bei einigen Kindern traten Komplikationen auf: vier hatten eine eitrige Mittelohrentzündung, zwei starke Entzündungen der Mundschleimhaut, ein neunjähriger Bub, der nicht mehr trinken wollte, musste wegen zu starker Austrocknung hospitalisiert werden, und ein 17jähriger Jüngling erkrankte trotz Impfung so schwer, dass er mit einer Masern-Lungenentzündung ins Spital eingewiesen werden musste. Ein zehnjähriges Mädchen in einer benachbarten Gemeinde erkrankte gar an einer "Masern-Meningo-Encephalo-Radikulitis" (Entzündung von Hirnhaut, Gehirn und Nervenwurzeln im Rückenmark). Dieses Mädchen galt bis anhin als sehr "schwieriges" Kind mit verschiedenen psychischen Behinderungen. Wegen nächtlichen Angstzuständen stand es in psychiatrischer Behandlung und wegen einer Haltungsschwäche erhielt es Physiotherapie. Die schwere Masernerkrankung führte zu einer einmonatigen Hospitalisierung im Kinderspital; danach erholte sich das Mädchen jedoch rasch und vollständig. Die psychischen Schwierigkeiten waren überwunden; das Mädchen lebt seither gesund, ohne Angstzustände und mit schöner aufrechter Körperhaltung. Die Familie ist heute trotz der ausgestandenen Angst froh, dass das Mädchen diese Krankheit durchmachen konnte.

Nach Abklingen der Masernepidemie wurden Eltern und Lehrer auf ihre Erfahrungen hin befragt. Verschiedene Eltern, vor allem auch Alleinerziehende, hatten anfänglich grosse Angst; alle beurteilten ihre Erlebnisse im Rückblick indessen als positiv. Einige geimpfte Geschwister bedauerten, dass sie die Masern nicht bekommen konnten, ein geimpftes Kind machte während der Masernerkrankung seiner drei Geschwister einen sehr schweren Viralinfekt durch. Die Lehrer berichteten, dass viele Kinder noch bis zu einem Monat lang leicht ermüdeten. In den unteren Klassen stellten sie dann aber klare Entwicklungen fest: "Ruhiger und geformter geworden", "grössere Konzentrationsfähigkeit", "vernünftiger", "malt jetzt Bäume mit riesigen Wurzeln". Ab der vierten Klasse konnten die Lehrer keine solchen Entwicklungsschritte mehr beobachten. Verschiedene Eltern geimpfter Kinder, die nicht erkrankten, äusserten ihr Bedauern darüber, dass sie ihre Kinder impfen liessen. Sie waren der Meinung gewesen, die Impfung sei obligatorisch.

Diese Erfahrungen stimmen mit den Beobachtungen in anderen Arztpraxen überein. Weil unser lokaler Masernausbruch in Zusammenhang mit einer gesamtschweizerischen Masernepidemie stand, führte meine Frau vom Februar 1992 bis Januar 1993 mittels Fragebogen eine Studie durch, in der Beobachtungen von 28 Allgemein- und Kinderarztpraxen in der ganzen Schweiz erfasst wurden.[195] Damit konnten die Erfahrungen bei insgesamt 280 Masern-, 198 Mumps- und 36 Rötelnfällen ausgewertet werden. Wir beobachteten dabei sieben mal mehr Masernfälle als dies den amtlichen Meldungen für diesen Zeitabschnitt entsprach. Eine ähnliche Studie mit vergleichbaren Resultaten wurde

vom deutschen Kinderarzt Karl-Reinhard Kummer in Karlsruhe durchgeführt.[196] Unsere Beobachtungen lassen sich folgendermassen zusammenfassen: "Alle vier Kinderkrankheiten: Masern, Mumps, Röteln und Keuchhusten sind ernstzunehmende Krankheiten. Es besteht die Möglichkeit, dass Komplikationen auftreten. Die Patienten brauchen deshalb eine gute Betreuung und insbesondere bei Masern und Mumps Bettruhe. Viele Komplikationen traten in Situationen auf, wo die Betreuung nicht optimal sein konnte. Bleibende Schäden sind bei unseren Patienten mit Komplikationen keine bekannt. Hingegen wurden wieder positive Auswirkungen in der Entwicklung der Kinder und auch im sozialen Zusammenhang der Familie, durch die Notwendigkeit der intensiven Betreuung, festgestellt.
Das Durchschnittsalter der Masernerkrankten lag noch knapp im ersten Jahrsiebt. Die Patienten mit Masern-Komplikationen waren durchschnittlich älter. Aus früheren Zeiten ist noch bekannt, dass nach Beginn der Pubertät Komplikationen häufiger auftraten. Bei weiterer Durchimpfung ist es absehbar, dass das Alter der Masernkranken ansteigen wird, weil die Ungeimpften wie die Impfversager zu selten in Kontakt mit 'Wildmasern' kommen. Auch ist nicht abschätzbar, wie lange der Impfschutz ohne Auffrischung der Immunität durch Kontakt mit dem Wildmasern-Virus dauert.
Da auch nach offizieller Meinung die vollständige Masern-Ausrottung nicht möglich ist, müsste geprüft werden, ob nicht wenigstens in unserem Kulturkreis eine individuelle Impfpraxis langfristig sinnvoller wäre als die Massenbeimpfung, um die Zirkulation des Wildmasern-Virus weiterhin zu ermöglichen.
Zur Impfpraxis stellt sich die Frage, ob es nicht Risikogruppen von Kindern gibt, die mit Vorteil gegen Masern geimpft werden müssten: z.B. Kinder, bei denen offensichtlich die nötige Betreuung nicht möglich ist, oder an unterernährte Kinder, oder Kinder aus Familien, wo eine Angstatmosphäre herrscht.
Bei Mumps, Röteln und Keuchhusten ist die Impfung im Kleinkindalter wohl wenig sinnvoll. Die Komplikationen sind in dieser Phase selten schwerwiegend (bei Keuchusten sind die Säuglinge im gefährdeten Alter ohnehin noch nicht geschützt). Diese Krankheiten sind aufgrund geringerer Durchimpfung oder schwächeren Impfschutzes nicht so selten geworden wie die Masern. Es treten deshalb immer wieder kleine Epidemien in allen Bevölkerungsschichten auf.
Masern, Mumps und Röteln werden gefährlicher bei älteren Schulkindern. Es ist abzuklären, ob die Impfung deshalb nicht eher in der Vorpubertät empfohlen werden sollte, wie dies im Falle der Rötelnimpfung klar herausgearbeitet ist."[197]

Ich erinnere mich auch an die masernkranken Kinder in unserer eigenen Familie. Alle vier waren recht schwer krank, lagen mit hohem Fieber und rotfleckigem Ausschlag in ihren Bettchen, wollten möglichst nicht gestört sein, sich aber gleichzeitig umsorgt und geborgen wissen. Es lag stets etwas Würdiges und Feierliches im Kranksein dieser Kinder. Man spürte: jetzt geschieht etwas Wesentliches. Und diese Stimmung liess mich erleben, dass Kranksein nicht nur von seinen physischen Äusserungen her beurteilt werden darf, sondern auch Ausdruck eines geistigen Geschehens ist. Es war für mich in solchen Augenblicken am Krankenbett schlicht unvorstellbar, dass das vor mir liegende Kind nicht auch Bezug zu einer geistigen Welt hat, aus der es bei Empfängnis und Geburt hervorgegangen ist, und zu welcher es bei seinem Tode zurückkehren wird. Es wurde mir klar: Kinderkrankheiten sind Grenzerlebnisse.

Das Kind stösst in der Kinderkrankheit an die Grenzen seiner bisherigen Entwicklung. Es wurde bei seiner Geburt jäh in diese Erdenwelt hineingestellt. In seinem ganzen Gebaren liegt aber zunächst ein unbedingtes, grenzenloses Vertrauen, das aus dieser Erdenwelt allein niemals hervorgehen könnte. Das neugeborene Kind schläft noch viel, hat seinen Blick gleichsam noch nach innen gerichtet, seine Bewegungen sind noch nicht an Nützlichkeit gebunden. Immunologisch gesehen hat das kleine Kind noch einen "Schutzengel", der sich in schützenden Antikörpern gegen zahlreiche Krankheiten ausdrückt, die es von der Mutter mitbekommen hat. Dann nimmt das Kind immer mehr Kontakt auf mit seiner Umwelt. Es beginnt mit den Augen zu fixieren, es lächelt, es greift nach Gegenständen. Später richtet es sich auf, sitzt, steht, wird mehr und mehr selbständig. Das ist die Zeit der intensivsten Aktivität des Immunsystems, erkennbar etwa an der Grösse des Thymusorganes, welches sich nach der Kindheit schon bald zurückbildet. Gleich wie das Kind äusserlich wahrnehmbar lernt, sich angepasst zu bewegen, zu sprechen und zu denken, macht es in seinem Immunsystem Lernprozesse durch, wodurch es seine immunologische "Kompetenz" erreicht, um in dieser Welt bestehen zu können (s.S. 25f.). So wird verständlich, dass in dieser Phase die Grundlagen für das spätere Gesundsein „erarbeitet“ werden - oder auch immunologische Schwächen in der kompetenten Unterscheidung zwischen "fremd" und "selbst" entstehen, die später zu Allergien, Autoimmunkrankheiten, Immunschwächekrankheiten und sogar Krebs führen können. Auch für die psychische Entwicklung des Kindes sind die Kinderkrankheiten bedeutsam. So macht der Berner Kinderpsychiater Peter Rüegsegger auf die Wichtigkeit von "Krankheitspausen" aufmerksam:
"Kinderkrankheiten kamen - als es sie noch gab - jeweils dann, wenn das Kind die regressive, auf einen neuen Reifungsschritt vorbereitende Phase eben brauchte: es erhielt damit auch die umsorgende Zuwendung der Mutter oder einer anderen Pflegeperson beim Salben, Wickelanlegen, Waschen, Baden und Frottieren, was ungestillte Bedürfnisse nach Körperkontakt zu sättigen vermochte. Ich konnte in vielen Fällen deutliche seelische Reifesprünge nach längerer Bettlägerigkeit und häufig sogar spontane Heilungen neurotischer Symp-

tome beobachten, wenn die Krankheit unter Betreuung durch die nächsten Bezugspersonen (im Normalfall die Mutter) verlaufen war.
Auf der anderen Seite häufen sich die diffusen, diagnostisch schwer einzuordnenden psychischen Zustandsbilder bei Kindern, die noch kaum je krank waren, aber nervös, lustlos, reizbar in den Tag hineindösen; also Krankheitsbilder, die sich am ehesten mit den Erschöpfungsdepressionen der Erwachsenen vergleichen lassen. (...) In vielen solchen Fällen geht es um ein Nichtgewähren einer längst fälligen Krankheitspause für das Kind, bei bester Absicht aller Beteiligten, wohlverstanden, aber aus völlig falscher Einstellung zu Gesundheit und Krankheit, wohl zu Leben und Tod überhaupt."[198]

Kinderkrankheiten sind Grenzerlebnisse auch für Eltern. Viele Eltern erleben die zunehmende Infragestellung des Vertrauens in die Heilkräfte der elterlichen Betreuung (s.S. 40f.) als schmerzlich und entdecken bei der Betreuung ihrer kranken Kinder plötzlich ungeahnte eigene Kräfte und Fähigkeiten. So können durch eine Kinderkrankheit auch Beziehungsschwierigkeiten radikal verbessert werden. Getrennte Eltern treffen sich plötzlich wieder am Krankenbett ihres Kindes, wo sie seine Krankheit unerwartet als Teil ihres eigenen Schicksals erleben, das sich scheinbar unlösbar verknotet hat. In der Stadt Bern fühlten sich alleinstehende Mütter durch die Betreuung ihrer kranken Kinder so gestärkt, dass sie sich zu einer Initiative zusammenfanden, welche dem gesetzlich an sich verbürgten Recht auf Absenz am Arbeitsplatz bei Erkrankung des Kindes zum Durchbruch verhelfen will.[199,200]

Grenzerlebnisse beinhalten stets die Möglichkeit, dass wir tiefer erleben als im normalen Alltag. Das ist eine Chance. Die grossen Fragen nach dem Woher?, Wohin?, Warum? steigen auf. Es liegt deshalb auf der Hand, dass in der anthroposophischen Medizin diese Dimension des Krankseins eine besondere Rolle spielt. Es wäre jedoch ein Missverständnis, wenn man von der anthroposophischen Medizin erwarten würde, für alle diese Fragen fertige Antworten bereit zu haben. Das wird nirgends so klar wie in einem Vortragszyklus Rudolf Steiners über Schicksalsgesetze vor dem Hintergrund wiederholter Erdenleben, der unter dem Titel "Die Offenbarungen des Karma" publiziert wurde.[201] Durch elf Vorträge zieht sich ein ungeheures Ringen - nicht um rasche Antworten, sondern um die richtig gestellten Fragen. Die Realität karmischer Zusammenhänge war für Steiner eines seiner zentralsten Anliegen. Steiner verschliesst sich der Möglichkeit der Krankheitsverhütung durch hygienische Massnahmen und Impfungen keineswegs, zeigt aber auf, dass sich der Mensch durch die Verhinderung von Krankheiten einer Möglichkeit tieferen Erlebens und weiterführenden Erkennens beraubt, was zu einer seelisch-geistigen Verarmung führen kann. Das erleben wir ja tatsächlich zur Zeit in all den Erscheinungen der

Sinnentleerung, Desorientierung, Suchtneigung und Selbstmordgefährdung v.a. bei jungen Menschen. Dabei stellt sich die Frage, ob dieser Verlust an Lebenserfahrung durch andere Bemühungen zur Überwindung des rein Materiellen wettgemacht werden kann. Wenn man Krankheiten verhindert, sagt Steiner, muss man andererseits die Verpflichtung wahrnehmen, auch etwas für die Seele zu tun.

4. AIDS-Krankheiten

Dogmatismus ist eine tödliche Sünde im Wissenschaftsprozess.

Luc Montagnier 1992

Exakt zur gleichen Zeit als auf der WHO-Weltkonferenz von Alma Ata die Forderung nach "Gesundheit für alle bis zum Jahr 2000" aufgestellt wurde, beobachteten Ärzte in den USA neuartige Krankheitserscheinungen, welche wenig später "AIDS"[202] (acquired immune deficiency syndrome) genannt wurden. Erscheinungen, die eine Reihe verschiedenartigster Krankheiten auf der Grundlage einer Immunschwäche beinhalten, deren einziger gemeinsamer Nenner in einem Abfall der T4-Lymphozyten bestand. Man ging allgemein davon aus, dass diese Immunschwächen durch ein neuartiges Virus mit besonders bösartigen Eigenschaften ausgelöst wird, welches alsbald als "HIV" (human immunodeficiency virus) beschrieben wurde. Die Besonderheit bestand nach damaliger Ansicht darin, dass jede Infektion unausweichlich zu AIDS und somit zum Tode führt, getreu dem Inferno-Motiv bei Dante: "Lasciate ogni speranza, voi ch'entrate".

Ich bin nicht Experte, nicht Virologe oder Immunologe oder Epidemiologe, sondern Allgemeinpraktiker, Hausarzt, Primärmediziner. Als solcher hatte ich von Anfang an Mühe, diese Sicht zu akzeptieren. Und tatsächlich begannen ab 1987 weltweit immer mehr Wissenschaftler begründete Zweifel an der ausschliesslichen Virusverursachung von AIDS zu äussern. Heute lässt sich erkennen, dass diese Sicht nicht mehr als eine Hypothese war, welche indessen fatalerweise zum Dogma erhoben wurde. Diese voreilige Schlussfolgerung bewirkte ein Dreifaches: Erstens liess sich die Hypothese nicht mehr überprüfen, weil der positive HIV-Antikörpertest als integrierender Bestandteil in die Definition von "AIDS" aufgenommen wurde. Die Diagnose "AIDS" umfasst heute über zwei Dutzend völlig verschiedener Krankheiten, welche beim Vorliegen eines positiven HIV-Antikörpertests "AIDS" genannt werden. In Fällen wo keine HIV Infektion vorliegt, gelten sie als "normale" Lungenentzündung oder Tuberkulose oder Gürtelrose oder Mundsoor. AIDS wurde also durch HIV definiert, um anschliessend als Beweis für die Virusverursachung anzuführen, dass es kein AIDS ohne HIV gebe. Die Frage nach anderen möglichen Ursachen von AIDS wurde demnach zunächst abgeschnitten. Und dieses Dogma führte zu einer unglaublichen Angstpsychose, welche die weitverbreiteten Bemühungen in der Prävention und bei der Betreuung in ihrer Wirksamkeit in Frage stellte.

4.1. Geschichte der Virus-Hypothese bei AIDS

Die Geschichte der Entstehung des HIV-Dogmas zeigt beispielhaft auf, wie auf dem Boden einer verselbständigten hochspezialisierten Forschung eine einseitige und in ihrer Auswirkung fatale Sichtweise der Krankheit entstehen kann. Die folgende Darstellung basiert im wesentlichen auf einer französischen und einer amerikanischen Quelle, nämlich dem Werk des Pariser Medizinhistorikers Mirko Grmek "Histoire du sida"[203] und dem autobiographischen Buch des amerikanischen Spitzenforschers Robert Gallo "Virus Hunting".[204]

1980 wurde in Kalifornien ein gehäuftes Auftreten von "Pneumocystis-Lungenentzündungen" bei jungen homosexuellen Männern beobachtet, 1981 in New York eine auffallende Häufung des "Kaposi-Sarkoms". Beide Krankheiten waren an sich bestens bekannt. Die Pneumocystis-Pneumonie wurde 1909 von C. Chagas, das Kaposi-Sarkom schon 1872 von Moritz Kaposi beschrieben. Bei der "Pneumocystis-Pneumonie" (PCP) handelt es sich um eine Lungenentzündung, welche durch einzellige Mikroorganismen hervorgerufen wird. Normalerweise bleibt die Infektion mit diesem Erreger völlig harmlos, und die meisten Menschen in unseren Gegenden machen sie unbemerkt durch. Bemerkenswert ist, dass die PCP erst seit 1980 sicher diagnostiziert werden kann. Das Kaposi-Sarkom (KS) ist ein eigenartiger Tumor, eine Wucherung von Bindegewebs- und Blutkapillarzellen der Haut und der Schleimhäute. Das KS war früher in Afrika bereits z.T. verbreitet, bei uns jedoch äusserst selten aufgetreten. Die amerikanische Epidemiologiebehörde "Centers for Disease Control" (CDC) in Atlanta brachte im Juli 1981 diese beiden Beobachtungen zusammen und postulierte als Ursache ein "infektiöses Agens", also irgendeinen Erreger, obschon bereits zu diesem Zeitpunkt verschiedene Forscher auf die mögliche Bedeutung von Umgebungseinflüssen bei der Überlastung des Immunsystems hinwiesen. Entsprechend befasste sich innerhalb der CDC von Anfang an fast ausschliesslich nur die Abteilung für Infektionskrankheiten ("Center for Infectious Diseases", CID) mit der Angelegenheit, und nicht etwa das "Center for Environmental Health" (CEH, Abteilung für Gesundheit und Umwelt).

Die Centers for Disease Control bezeichnen sich als die "führende epidemiologische Behörde der Welt". Entstanden sind sie aus einem "Amt für Malariabekämpfung in Kriegszeiten" während dem 2. Weltkrieg. Persönlich lernte ich die CDC 1989 während meines Rotkreuz-Einsatzes in Thailand als sehr effiziente Organisation kennen. Die CDC spielen in der AIDS-Geschichte eine zentrale Rolle. Zu Beginn der 80er Jahre standen die CDC nach einer traumatischen Affäre 1976 unter grossem Prestige-Druck. In der fälschlichen Annahme eines bevorstehenden Ausbruchs von Schweinegrippe wurden 50 Millionen Amerikaner vorsorglich durchgeimpft, wobei über 500 Fälle von Guillain-Barré-Lähmungen auftraten und sich die ganze Kampagne als unnötig erwies.[205] Im Sommer 1982 wurde bei einer CDC-Zusammenkunft der Name "AIDS" (Acquired Immunodeficiency Syndrome) geboren, und AIDS wurde fortan als einheitliche Krankheit angesehen. Die Suche nach dem "infektiösen Agens" führte zum berühmten "Wettlauf um den Nobelpreis", welcher indessen keinem der AIDS-Forscher bisher zugesprochen wurde. In Frankreich arbeitete man am renommierten Pasteur-Institut in Paris mit einem Virus, das "LAV", (Lymphadenopathy associated Virus) genannt wurde, in den USA am berühmten National Institute of Health (Nationalen Gesundheits-Institut) mit "HTL-Viren" (Human T-Cell-Lymphoma Virus). Die äusseren Arbeitsbedingungen dieser Forscher waren in erster Linie von einem ungeheuren Prestigedruck geprägt.

Robert Gallo kann als Prototyp des ehrgeizigen amerikanischen Spitzenforschers angesehen werden. Er beschreibt in seiner Autobiographie "Virus Hunting", wie sehr er unter der Erfolglosigkeit des 1971 von Präsident Nixon deklarierten "grossen Kriegs gegen den Krebs" litt. Dieses milliardenschwere Forschungsprojekt war ganz darauf ausgerichtet, dass Krebs durch Viren verursacht werde, welche es nur zu entdecken gelte, um damit freie Bahn für die Entwicklung von Medikamenten und Impfstoffen gegen den Krebs zu haben. 1980 war klar geworden, dass das gigantische Programm keinerlei Fortschritt gebracht hatte. "Wissenschaftlich bestand das Problem darin, dass niemand den Nachweis irgendeines menschlichen Tumorvirus, nicht einmal eines DNS-Virus erbringen konnte, und die meisten Forscher wiesen die Behauptung zurück, dass Viren irgendeine wichtige Rolle bei den menschlichen Krebskrankheiten spielen. Politisch war das Virus Cancer Program (Virus Krebs Programm) verletzlich, weil es sehr viel Geld und Aufmerksamkeit auf sich gezogen hatte, ohne sichtbare Resultate zu erzielen", schreibt Gallo, der es erleben musste, dass ihm an einer entscheidenden Versammlung der Wissenschaftler des "Virus Cancer Programs" nachgewiesen wurde, dass auch die von seiner Equipe gefundenen "Krebsviren" ausschliesslich Laborverunreinigungen mit Affenviren waren. "Wäre ich ein einsamer, unabhängiger Forscher gewesen und nicht Leiter einer Forschungsabteilung, so hätte ich wohl Monate lang nach diesem Meeting damit zugebracht, meine Wunden zu lecken", schreibt Gallo. So aber sah er sich gezwungen, wieder aufzustehen. Gallo beschloss, den Retroviren auf einem anderen Gebiet zum Durchbruch zu verhelfen.

Zum Prestigedruck kamen frühzeitig enorme wirtschaftliche und politische Interessen hinzu, zeichneten sich doch alsbald Milliardengeschäfte bei Forschung, Diagnostik, Chemotherapie und Impfstoffherstellung ab. 1983 brachten die damaligen Virus-Antikörpertests 60% falsch negative und eine "unbekannte

Prozentzahl" falsch positive Resultate. Trotzdem meldeten sowohl das Pasteur-Institut wie auch das National Institute of Health ihre Patente an, worauf es zum bekannten Rechtsstreit zwischen Frankreich und den USA kam. Gallo wurde angeklagt - und später für schuldig gefunden - das französische Virus-Serum, das ihm Montagnier zur Überprüfung der französischen Forschungen zur Verfügung gestellt hatte, den eigenen Virus-Isolaten beigemischt zu haben. Diese Umstände führten vor allem zu einem enormen Zeitdruck, musste doch Gallo jetzt beweisen, dass die amerikanischen Viren die richtigen Erreger der Immunschwäche AIDS sind. So kam es im April 1984 zu jener berühmten Pressekonferenz, welche Gallo als seinen grössten Triumph beschreibt. Die amerikanische Gesundheitsministerin Margareth Heckler verkündete dabei der Welt, dass das von Gallo gefundene Virus die Ursache von AIDS sei.
"Die wahrscheinliche Ursache von AIDS ist gefunden worden, ein neues Verfahren zur Massenproduktion dieses Virus ist entwickelt. (...) Wir haben jetzt einen Bluttest für AIDS. (...) Wir können jetzt die AIDS-Opfer mit grundsätzlich 100% Sicherheit identifizieren. (...) Das neue Verfahren wird uns in die Lage versetzen, einen Impfstoff zur Vorbeugung von AIDS zu entwickeln. (...) Wir hoffen, eine solche Vakzine in zwei Jahren zur Testung bereitzustellen. (...) Heute fügen wir ein weiteres Wunder zur langen Ehrenliste der amerikanischen Medizin und Wissenschaft hinzu. Die heutige Entdeckung bedeutet den Triumph der Wissenschaft über eine gefährliche Krankheit."[206]
Dies wurde der Öffentlichkeit mitgeteilt, bevor eine einzige wissenschaftliche Arbeit zu dieser entscheidenden Frage publiziert worden war. 1985 einigte sich die wissenschaftliche Fachwelt dann international darauf, dass die von Gallo und jene von Montagnier gefundenen Viren identisch seien und fortan "HIV", "Human Immunodeficiency Virus", genannt würden. Der positive HIV-Antikörpertest wurde jetzt Bestandteil der Diagnose "AIDS" und damit entstand das Dogma. 1987 kam es zu einer Beilegung des transatlantischen Patentstreits mit einer gemeinsamen Unterzeichnung von US-Präsident Reagan und dem französischen Regierungschef Chirac und einer chronologischen "Berichtigung" der Verdienste der beiden Forscher Montagnier und Gallo.

Am 9. Mai 1992 fand in Boston eine denkwürdige Jahresversammlung der Ärztegesellschaft von Massachusetts statt. Der renommierte Kongressabgeordnete John Dingell, Vorsitzender des Untersuchungsausschusses des Repräsentantenhauses beklagte in einem ausführlichen Vortrag, dass der Wissenschaftsbetrug in den USA ein Ausmass angenommen habe, welches das nationale Ansehen gefährde.[207] Eine Untersuchung hatte ergeben, dass 40% der Rektoren der grösseren Universitäten in ihren Instituten Fälle von Wissenschaftsbetrug in den vergangenen 5 Jahren nachgewiesen hatten. Eine andere Studie zeigte auf, dass 27% aller Wissenschaftler innert 10 Jahren selber mit Wissenschaftsbetrug zu tun hatten; 50% waren überdies der Meinung, dass Fälschungen im Zunehmen begriffen seien. Besonders bedauerte Dingell die Vorkommnisse in Gallos Laboratorien. Nicht nur hatte Gallo in seiner Patentanmeldung falsche Angaben gemacht, sondern er und zwei seiner Mitarbeiter waren auch wegen Laborbetrug angeklagt (und später für schuldig befunden) worden. Zahlreiche weitere "Unregelmässigkeiten" in den Labors hatten zu weiteren Untersuchungen Anlass gegeben. Besonders gravierend dabei war, dass bei Impfstoffversuchen zwei Probanden verstorben waren, derweilen Gallo in der entsprechenden Publikation in der renommierten Fachzeitschrift "Lancet" berichtet hatte, es seien "keine unerwünschten Reaktionen" aufgetreten.

Es kann also nicht übersehen werden, dass das HIV-Dogma auf mittlerweile handfest nachgewiesenen Fälschungen in Gallos Laboratorien basiert. Und tatsächlich hat sich Gallos früher Rivale in Frankreich, Luc Montagnier, längst von der einseitigen Virus-Sicht distanziert. Ich begegnete Montagnier an einem alternativen AIDS-Symposium in Amsterdam im Mai 1992. In einer alten, etwas verborgen gelegenen Kirche, welche dereinst von religiösen Liberalen benutzt wurde, um der Verfolgung zu entgehen, trafen sich die weltweit führenden Kritiker der offiziellen AIDS-Doktrin. Mit besonderer Spannung wurde das Referat Montagniers erwartet. Montagnier zeigte auf, dass das Virus allein keine hinreichende Ursache für den Ausbruch von AIDS-Krankheiten ist. Der Wirtsorganismus spiele insgesamt eine ebenso wichtige Rolle wie die Viren selbst. Eine HIV-Infektion komme eher bei Menschen vor, welche bereits einen gewissen Grad von Immunschwächung aufweisen. Die grosse Unsicherheit über die Entstehung von AIDS rühre daher, dass fast nur Laboruntersuchungen und kaum Forschungen über die Verhältnisse im lebenden Organismus vorlägen. Montagnier blieb in den folgenden Jahren in der ganzen AIDS-Debatte stets flexibel und entzog sich allzu verbindlichen Stellungnahmen in der Öffentlichkeit.

4.2. Die offizielle AIDS-Doktrin

Gestatten wir uns nun einmal eine unvoreingenommene Betrachtung des üblichen Modells der AIDS-Entstehung.[208] Ein Mensch, der selber HI-Viren in sich trägt, steckt über Sexual- oder Blutkontakt einen anderen Menschen an. Die Viruskonzentration in diesen Flüssigkeiten ist ausserordentlich niedrig. Kommt es aber zu einer Ansteckung, so treten nach einigen Wochen gelegentlich milde, grippeähnliche Symptome vielleicht mit einem Ausschlag und Lymphknotenschwellungen auf. Hierbei handelt es sich um die akute "HIV-Krankheit", welche Ausdruck der ersten immunologischen Auseinandersetzung des Organismus mit den HI-Viren ist und zur Bildung von spezifischen Antikörpern im Blut führt. Fortan ist dieser Mensch HIV-Antikörper-positiv. Das entspricht dem normalen Ablauf aller viralen Krankheiten, und wie bei vielen Virusinfektionen ist zu erwarten, dass die Antikörper lebenslänglich im Blut nachweisbar bleiben.

Viren sind infektiöse Eiweisskörper, bestehend aus den Eiweissen der Gene und solchen einer Hülle; sie können nur im Innern von lebenden Zellen existieren. Die HI-Viren dringen vor allem in die Lymphocyten des Blutes und der Lymphknoten ein, weniger häufig in andere Zellen. Als sogenannte "Retroviren" haben sie die Eigenschaft, ihren eigenen Gensatz "rückwärts" in die Gensubstanz der Wirtszellen einschleusen zu können. Damit "versteckt" sich das Virus im Wirtsorganismus, der sich nun in der "Latenzphase" befindet. Die Dauer dieser Latenzzeit wurde ursprünglich mit durchschnittlich zwei, später mit fünf, dann mit zehn Jahren, bei Kindern mit einer kürzeren Zeit angegeben. Nach der bis etwa 1995 gängigen Vorstellung kommt es früher oder später zur "Reaktivierung" der latenten Viren, welche nun eine zellzerstörerische Aktivität entwickeln, wodurch es zu einem Lymphozytenabfall und zu einer Suppression (Unterdrückung) des Immunsystems kommt. Auf dem Boden dieser Immunschwäche können nun die verschiedensten Krankheiten auftreten: Pilzbefall von Mund und Speiseröhre, Lungenentzündungen, Tuberkulose, Hirnentzündungen, Tumoren oder Gehirnleistungsstörungen bis hin zu Demenz (Schwachsinn). Seit 1983 wurden immer wieder neue Krankheiten in die Liste aufgenommen (s.S. 75).

Weil weder die Reaktivierung des latenten Virus noch die virale Zellzerstörung im lebenden Organismus je nachgewiesen werden konnten, verwirrten die AIDS-Forscher das Publikum alljährlich mit neuen Hypothesen. Man sprach auch von einem "mysteriösen Virus" oder dem "intelligentesten Krankheitserreger der Welt"[209], so dass der Arztschriftsteller Walter Vogt in einem bemerkenswerten Beitrag "Die Öffentlichkeit der Krankheit und die Krankheit der Öffentlichkeit" schon 1986 schrieb: "Selbst wenn man, wie ich, die Literatur höchst bruchstückweise überblickt, gewinnt man den Eindruck, das einzige, was von diesem berühmt-berüchtigen Virus noch nie behauptet wurde, ist, dass es singt".[210] 1995 trat der Amerikaner David Ho mit einer neuen Modellvorstellung an die Öffentlichkeit, wonach "entfesselte HI-Viren"[211] jahrelang einen unerbittlichen Abnützungskrieg mit rasanter Tötung und Erneuerung führen, bis das Immunsystem eines Tages zusammenbricht.[212,213] Auf diesem - mittlerweile in Zweifel gezogenen[214] - Modell basierte 1996 die Einführung neuer Chemotherapeutika, der "Protease-Inhibitoren", welche als gewaltige Waffe diesen Krieg zugunsten der Immunzellen entscheiden sollten (s.S. 78).

Das entscheidende Problem dieses Modells besteht darin, dass die zugrundeliegenden Beobachtungen in der Folge von Behandlungen mit solchen "Protease-Hemmern", also eines massiven chemischen Eingriffes am Menschen, gemacht wurden und somit keine Aussage über AIDS-Kranke ohne eine solche Behandlung oder gar über gesunde HIV-Positive erlauben.[215]

Die offizielle Doktrin sah also das HI-Virus als die alleinige Ursache der AIDS-Krankheiten, und bis 1994 ging sie davon aus, dass jede HIV-Infektion früher oder später zu AIDS und damit zum Tode führe. Es galt die Devise: Kein AIDS ohne HIV und: Keine HIV-Infektion, die nicht zu AIDS führt. Mittlerweile hat sich die Forschungsspitze dazu bekannt, dass beide Positionen nicht mehr haltbar sind. Vor allem war je länger desto weniger zu übersehen, dass es immer mehr gesunde HIV-Antikörper-Positive gab, dass auch AIDS-Erkrankte wieder gesundeten und dass sowohl die direkten HI-Virusnachweistests wie auch die Antikörpertests wieder negativ werden können. So haben sich auch in der Schweiz seit 1995 die Forscher für diese sogenannten "Nonprogressoren" (HIV-Antikörper-Positive, bei denen keine AIDS-Krankheiten auftreten) zu interessieren begonnen.[216]

4.3. Kritik der Virus-Hypothese

Seit 1987 wies eine zunehmende Zahl von Forschern auf zahlreiche Unstimmigkeiten bei der Virus-Hypothese hin. Aus biologischer Sicht war z.B. unerklärlich, wie das Virus, welches im Blut nur in sehr niedriger Konzentration nachweisbar war, um Zehnerpotenzen weniger konzentriert als bei anderen Virusinfektionen, zu einer Immunschädigung führen sollte. Selbst wenn das HI-Virus die Zellen zerstören könnte, hätte das kaum Auswirkungen, weil die spontane Vermehrungsrate der Lymphozyten weit höher liegt. Die Mechanismen der behaupteten Reaktivierung des Virus nach einem "Dämmerschlaf" blieben völlig ungeklärt. Vor allem aber konnte man den Nachweis nie erbringen, dass die HI-Viren die Lymphozyten im lebendigen Organismus tatsächlich zerstören können, wie das für andere Virus-Arten durchaus bekannt ist. Die virale Zellzerstörung schien für die HI-Viren auch deshalb fragwürdig, weil die Retroviren ja für ihr eigenes Überleben lebensfähige Wirtszellen benötigen. Die neueren Vorstellungen, wonach die HI-Viren im Versteckten, z.B. in den Lymphknoten, einen jahrelangen intensiven Abnützungskampf mit den Immunzellen führen (s.S. 62), basieren auf künstlichen Manipulationen von aussen.

Es stellt sich hier ein grundsätzliches Problem, wie Viren und ihr Verhalten überhaupt nachgewiesen werden können. Im Gegensatz zu den Bakterien sind Viren im Lichtmikroskop nicht mehr sichtbar. Mit dem Elektronenmikroskop können Viren teilweise nach entsprechender Vorbehandlung dargestellt werden; es blieb aber umstritten, ob das beim HI-Virus je gelungen ist.[217] Der sogenannte "direkte" Virusnachweis erfolgt meist auf dem Umweg über biochemische Nachweismethoden einzelner Viruseiweisse. Bei den HI-Viren, welche nur ganz wenige Zellen befallen und sich in den Gensatz des Zellkerns integrieren, ist der Nachweis ausserordentlich aufwendig. Zur Verdeutlichung der methodischen Schwierigkeiten sei hier eine in den 80er Jahren übliche Methode des "direkten" HIV-Nachweises[218] grob skizziert:
30 Milliliter Blut werden nach der Entnahme am Patienten mit Heparin ungerinnbar gemacht und mit einer Speziallösung zur Lymphozytentrennung versetzt. Die Lymphozytenschicht wird isoliert, gewaschen, gepuffert und in einer Zweitlösung auf fötalem Kälberserum, Penicillin, Streptomycin, menschlichem Interleukin-2 und Chemikalien zur Stabilisierung gelöst. Nun werden 10 Millionen Zellen aus einer Spender-Lymphozyten-Kultur zugesetzt, welche drei Tage mit Phytohämagglutinin stimuliert und in einer CO_2-Atmosphäre inkubiert wurden. Diese Kulturen werden nach einer, zwei, drei und vier Wochen daraufhin überprüft, in welcher Konzentration bestimmte Viruseiweisse wie das "p-24" oder die "Reverse Transskriptase" nachweisbar sind. Ab einer mehr oder weniger willkürlich festgelegten Konzentration wird von einem "positiven" Testergebnis gesprochen. Durch Vergleichsanalysen bei verschiedenen Labors konnte festgestellt werden, dass die Unterscheidung zwischen positiv und negativ in Grenzfällen je nach Labor verschieden ausfällt.[219]

Mittlerweile wurde eine wesentlich brillantere, wenn auch noch aufwendigere Virusnachweis-Methode entdeckt, die "Polymerase-Chain-Reaction" (PCR), welche noch viel empfindlicher ist, dadurch aber grosse Fehlerquellen beinhaltet.[220] Ihr Entdecker, Kary Mullis, erhielt dafür 1993 den Nobelpreis. Interessanterweise gehört gerade Mullis zu den prägnantesten Kritikern der HIV-Doktrin. In einem Interview wies Mullis 1994 darauf hin, dass es tatsächlich - trotz Versprechungen der Fachleute - bis heute keine wissenschaftliche Arbeit gebe, welche überzeugend aufzeigen könnte, dass HIV AIDS verursache.[221]

Die kritische Anwendung der Nachweis-Tests führte ferner zur Erkenntnis, dass keine dieser Untersuchungsmethoden für das HI-Virus spezifisch ist, sondern dass die Tests manchmal auch andere Viren und vor allem auch körpereigene Eiweiss-Partikel nachweisen. In einer umfassenden Überarbeitung dieser Forschungen weist der renommierte Wissenschaftskorrespondent der englischen "Sunday Times", Neville Hodgkinson, darauf hin, dass zahlreiche Wissenschaftler heute sogar daran zweifeln, ob es überhaupt ein eigenständiges infektiöses HI-Virus gibt.[222]

Auch aus epidemiologischer Sicht wurde eine Flut von Ungereimtheiten beobachtet. Auffällig war z.B., dass die sogenannte "Latenzzeit" von den Statistikern jedes Jahr etwa ein Jahr länger angegeben wurde. In den USA wurde die jährliche Erkrankungsrate bei HIV-Positiven auf 1.5% geschätzt. Unter der Annahme, dass alle Positiven erkranken würden, ergaben sich Voraussagen für Latenzperioden bis zu 65 Jahren. War es da nicht wahrscheinlicher, dass die zunehmende Latenz nur der statistische Ausdruck der Tatsache war, dass viele HIV-Positive eben gar nicht an AIDS erkranken werden? Bei differenzierter Beobachtung zeigte sich ferner, dass diese "Progressionsrate" von 1.5% je nach Risikoverhalten zwischen 0% und 15% lag,[223] was eigentlich bereits bewies, dass andere Faktoren mindestens ebenso bedeutsam wie das Virus waren. Dieser Sachverhalt wurde auch in der Schweiz in einer Studie von HIV-positiven Drogenkonsumenten bereits 1990 bestätigt gefunden[224]: 297 Drogenpatienten wurden in drei Gruppen aufgeteilt: Fixer in einem Methadon-Programm, Aussteiger und Fortsetzer. Schon nach 16monatiger Beobachtung zeigte sich, dass in der Methadongruppe viermal weniger, in der Aussteigergruppe dreimal weniger Drogenpatienten an AIDS-Krankheiten erkrankten als in der Gruppe, die weiter Drogen konsumierte. Solche "Kofaktoren" wurden aber bis 1995 nicht ernsthaft in die Forschung miteinbezogen.

In der Öffentlichkeit trat längere Zeit vor allem der Retrovirologe Peter Duesberg aus Berkeley auf. Duesberg ist einer der bedeutendsten Krebsforscher unserer Zeit und spielte eine entscheidende Rolle bei der Entdeckung der Retroviren. Seine erste AIDSkritische Publikation erschien, noch in verhaltener Form, in der Fachzeitschrift "Cancer Research" im März 1987.[225] Die zweite Hauptveröffentlichung wurde in den "Proceedings of the National Academy of Science" unter dem Titel "HIV und AIDS: Korrelation, aber nicht Ursache" abgedruckt.[226] Duesberg zeigte ausführlich auf, dass HIV den Untergang von T-Lymphozyten und den klinischen Verlauf von AIDS nicht erklären kann. Er wies schon damals darauf hin, dass die AIDS-Krankheiten auch bei HIV-Antikörper-Negativen auftreten, und dass umgekehrt HIV-Positive völlig gesund und sogar wieder HIV-negativ werden können. Duesberg sah die Bedeutung der HI-Viren nicht in der Verursachung der AIDS-Krankheiten, sondern vielmehr in der Funktion von "Indikatoren" der wirklichen Risiken für AIDS, nämlich Drogenkonsum, Bluttransfusionen und homosexuelle Promiskuität. Später zeigte Duesberg in einer umfassenden Übersicht über die epidemiolgischen Forschungsergebnisse auf, dass HIV "keine plausible Ursache" der vielfältigen AIDS-Krankheiten sein könne.[227]

Duesberg wurde in der Fachpresse und in der Öffentlichkeit massiv verunglimpflicht; seine Forschungsgelder wurden gekürzt. Wie auch immer man zu Duesberg persönlich stehen mag, kann man nicht darüber hinwegsehen, dass seine Kritik von Anfang an fundiert war. Duesbergs Problem bestand darin, dass er je länger desto einseitiger nur noch die Drogen als AIDS-Ursache gelten liess und diese Sichtweise gewissermassen zu einem Gegendogma erhob. Dass er sogleich vom wissenschaftlichen Establishment auf den Scheiterhaufen geführt wurde (von wo aus er seither seine kritische Arbeit weitergeführt hat), beweist aber den dogmatischen Charakter der herrschenden Lehrmeinung.

Spätestens seit 1990 ist die offizielle AIDS-Doktrin am Abbröckeln. Zahlreiche Virologen fanden heraus, dass auch andere Viren, etwa das Herpesvirus-6, zur Entstehung von AIDS-Krankheiten führen können.[228] Andere Forscher postulierten eine entscheidende Rolle von Mykoplasmen (bakterienähnlichen Erregern).[229] Und Montagnier, der schon im Frühjahr 1990 die Meinung vertreten hatte, dass "HIV nicht genügt, um AIDS zu verursachen"[230], überraschte am 6. AIDS-Weltkongress im Juni 1990 in San Francisco, wo ihm wegen mangelnder Linientreue nur noch 15 Minuten Redezeit zugestanden wurden, die 12'000 Delegierten mit dem Statement: "Man muss sich klarmachen, dass das Virus nicht von Anfang an die Zellen tötet, die es infiziert hat. Im Labor erwirbt es seine zelltötende Eigenschaft erst nach mehreren Passagen" (Überimpfungen auf neues Kulturmedium). Darüber hinaus haben alle Forscher herausgefunden, dass es in den Kranken - also 'in vivo' - nur wenige infizierte Zellen gibt. Es herrscht also ein auffälliges Missverhältnis zwischen der geringen Zahl infizierter Zellen und der Schwere des Krankheitsbildes. (...) Es fällt mir schwer, zu verstehen, dass das HI-Virus allein alle Aspekte dieser Krankheit erklärt."[231] Auch anderen Forschern fiel das Verständnis von AIDS immer schwerer. 1993 bekannten namhafte Wissenschaftler in einer Umfrage der Zeitschrift "Science",[232] dass die Unsicherheit der Experten mit jeder neuen Entdeckung wachse - was vor kurzem als sicher gegolten hat, stehe heute schon wieder in Frage.

An der alternativen AIDS-Konferenz 1992 in Amsterdam war mir der amerikanische Physiologie-Professor Robert Root-Bernstein durch seine Zurückhaltung in der Auseinandersetzung, aber auch durch eine besondere Sorgfalt und Schärfe in seiner Argumentation aufgefallen. Ich hätte mir gewünscht, dass er mehr in die Diskussionen eingegriffen hätte. Root-Bernstein legte umfassende Forschungsresultate über die Autoimmunprozesse bei AIDS vor. Zahlreiche Viren hätten Eiweisse, welche die Proteine der menschlichen Gewebe oder Zellen nachahmen. So könne eine Virusinfektion zu Antikörpern führen, welche diese menschlichen Zellen angreifen. Zur Frage, wie das geschehe, gäbe es verschiedenste Theorien; entscheidend bleibe, dass es schliesslich zu einem

Verlust der Netzwerk-Kontrolle der Unterscheidung zwischen 'selbst' und 'nicht-selbst' komme. Darin liege auch die grösste Gefahr einer Impfung: ein Impfstoff, welcher zur Verhütung der Krankheit geplant wäre, könnte sie gerade auslösen. Ein Jahr später verstand ich die Zurückhaltung Root-Bernsteins. 1993 erschien von ihm die bisher umfassendste und sorgfältigste Kritik des HIV-Dogmas unter dem Titel "Rethinking AIDS - the tragic cost of premature consensus"[233] ("Neubewertung von AIDS - die tragischen Kosten eines voreiligen Konsenses"), ein 500seitiges Buch mit umfassenden Recherchen, welches weitgehend unangefochten geblieben ist und selbst in so renommierten Zeitungen wie dem "Wallstreet Journal" ausführlich besprochen wurde.[234]

Dieses Buch, eine Bearbeitung der gesamten AIDS-Forschung, stellt die HIV-Hypothese massiv in Frage. Root Bernstein zeigt z.B. auf, dass viele HIV-Infizierte gesund bleiben und dass HIV-Antikörper-Positive wieder negativ werden können. Im normalen sexuellen Verkehr ist das Virus schwer übertragbar, und die Empfänglichkeit wird mehr durch den immunologischen Zustand des Empfängers als durch das Virus selbst bestimmt. Die Ansteckung von Prostituierten z.B. ist weniger von ungeschützten Kontakten als von der sozialen Schichtzugehörigkeit dieser Frauen abhängig. Die prognostizierte Ausbreitung in die heterosexuelle, nicht-drogenkonsumierende Bevölkerung hat nach Root-Bernstein bei genauerer Analyse der Krankheitsmeldungen nicht stattgefunden. Ausgehend von seinen profunden Kenntnissen des menschlichen Immunsystems und vor allem der sogenannten Autoimmun-Reaktionen weist Root-Bernstein darauf hin, dass meist gleichzeitig verschiedenste Insulte auf das Immunsystem wie insbesondere Drogenkonsum, Promiskuität (Geschlechtsverkehr mit häufig wechselndem Partner), Transfusionen, Mangelernährung, gehäufte Infektionen, worunter auch die HIV-Infektion, und Medikamente zu den Krankheiten führen, die man heute AIDS nennt, die es im übrigen schon seit mindestens hundert Jahren gibt. Root-Bernstein fordert eine umfassendere biomedizinische Forschung und eine Prävention, welche der ganzen Palette der Immuninsulte Rechnung trägt:
"Die Neubewertung und Neuerforschung von AIDS ist zwingend. Ich hoffe, dass dieser Prozess unsere Konzepte des Syndroms verändern und uns durch solche Veränderung einen grösseren Verständnisschritt bringen wird, als Galilei und andere Physiker der Physik durch die Neufassung der Gesetze fallender Körper gebracht haben".[235]

In der Schweiz war es vor allem der Immunologe Professor Alfred Hässig, welcher unermüdlich aufzeigte, dass die offizielle AIDS-Doktrin zu dogmatisch war. Bereits 1989 schrieb Hässig: "Im Rückblick auf die vergangenen Jahre ist man beeindruckt von der Vielfalt der in kurzer Zeit erzielten Erkenntnisse über dieses Virus. Von all diesen wissenschaftlichen Fortschritten hat der HIV-Infizierte und HIV-Kranke bisher nicht viel profitiert. Dies beruht z.T. darauf, dass das Augenmerk der Wissenschaftler vor allem auf das Virus und nicht auf das Wirts-Virus-Verhältnis gerichtet war. (...) Unseres Erachtens ist es ärztliche Pflicht, bei dieser Erkrankung nach (...) reversiblen Mechanismen Ausschau zu halten und sie im Therapieplan, z.B. durch Änderung im Risikoverhalten oder allenfalls durch geeignete Medikation zu berücksichtigen."[236] Seither hielt Hässig Ausschau nach solchen Mechanismen. In zahlreichen Publikationen[237,238,239,240,241] zeigte er auf, dass eine Vielfalt von somatischen und psychischen Beanspruchungen des Organismus zu einer relativ einheitlichen Stressreaktion (s.S. 27f.) führen. Diese entspricht physiologisch der bei Entzündungen bekannten "Akutphasen-Reaktion", welche beispielsweise mit einer erhöhten Cortison-Ausschüttung ins Blut einhergeht. Diese für akute Situationen sinnvolle Reaktion des Organismus wird bei lang andauernder Stresseinwirkung schädlich und führt zu einer nachhaltigen Schwächung der T-Zell-gebundenen Immunreaktionen. Diese Immunschwäche ermöglicht die Aktivierung einer Vielzahl von Krankheitserregern, welche immer schon vorhanden sind, aber vom gesunden Organismus unter Kontrolle gehalten werden (sogenannte "Opportunisten"). Daraus erklärt sich bei der Entstehung von AIDS die Vielzahl von Entzündungen durch latente Infektionserreger. Die Schwächung des Immunsystems kommt zum Teil durch eine Schädigung des Thymus zustande. Der Thymus gilt aber als "Lebensuhr", denn beim Erlöschen seiner Funktionen tritt alsbald der Tod ein. Hässig weist insbesondere auf die Bedeutung der Ernährung zur Dämpfung der Auswirkungen der chronischen Stressreaktion hin. Dabei geht es einerseits darum, mit "Antioxidantien" wie die Vitamine E, C und Betacarotin oder mit pflanzlichen Mitteln die übermässige Cortisonausschüttung des Organismus abzudämpfen, andererseits kann versucht werden, mit Meeralgenextrakten den Schädigungen durch die anhaltende Entzündungsreaktion entgegenzuwirken.

Durch diese fundierten Kritiken wurde immerhin ein Zweifaches erreicht: Einerseits begann sich die Einstellung der wissenschaftlichen Optik, wenn auch verhalten, von der fast ausschliesslichen Beschäftigung mit den Retroviren auf weitere mögliche ursächlichen Einwirkungen auf den Menschen, auszuweiten. Drogen, Promiskuität, chronische Infektionen, übermässiger Medikamentenkonsum, Angst ebenso wie Umweltgifte und Radioaktivität können solche sogenannte "Kofaktoren" darstellen. Diese Zusammenhänge beschreibt die deutsche Fachärztin für Innere Medizin Ruth Jensen eindrücklich in ihrem bereits 1990 erstmals erschienenen, heute auch vom Berner Zytglogge-Verlag herausgegebenen Buch "Umweltschaden AIDS?" - Hintergründe einer biologischen Katastrophe".[242] Andererseits erhielt die Immunologie, die zwar noch im

Schatten der Virus-Faszination stand, weiteren Aufschwung, der ihr zu entscheidenden neuen Erkenntnissen verhalf.[243] So wurde am 11. Welt-AIDS-Kongress 1996 in Vancouver der Untersuchung und therapeutischen Unterstützung des Immunsystems beinahe schon ebenso grosse Bedeutung zugemessen wie der Virusforschung und -bekämpfung.[244]

Persönlich beschäftigte mich aber die Frage, ob nicht das AIDS-Geschehen in den sogenannten Dritte-Welt-Ländern, vor allem in Afrika, dennoch auf die Ausbreitung von schrecklichen Viren zurückgeführt werden muss. Die zahlreichen Berichte in den Medien über todkranke Menschenmassen in Kenya, ausgestorbene Dörfer in Uganda oder überquellende Waisenhäuser in Zimbabwe schienen diese Sicht klar zu bestätigen. Und die WHO nannte erschreckende Zahlen: Schätzungsweise 13 Millionen Afrikaner seien HIV-positiv und würden demzufolge AIDS-Krankheiten entwickeln.[245]

Mir wurde indessen bald klar, dass es äusserst schwierig, wenn nicht unmöglich ist, sich von hier aus ein Bild zu machen über die reale AIDS Situation in Afrika. Die Zahlenangaben sind völlig unzuverlässig und oft mehr Ausdruck politischer Gegebenheiten denn eines tatsächlichen Geschehens. Viele Afrikaner erlebten den Aufmarsch der westlichen AIDS-Forscher als diskriminierend[246] und weigerten sich in der Folge, AIDS-Erkrankungen zu melden. So wurden der WHO 1981 bis 1994 tatsächlich nur gerade 301'000 AIDS-Fälle aus Afrika gemeldet.[247] In Zimbabwe weist die offizielle AIDS-Statistik zum Beispiel einen sprunghaften Anstieg der Erkrankungszahlen im Jahr 1990 auf. Der Grund dazu lag nicht etwa im Krankheitsgeschehen, sondern im Amtsantritt des neuen Gesundheitsministers, der das frühere Tabu durchbrach, damit die internationale Aufmerksamkeit auf Zimbabwe lenkte und bedeutsame Geldquellen erschloss. Heute gehört Zimbabwe zu den Ländern mit den höchsten AIDS-Meldezahlen in ganz Afrika.[248] Mittlerweile hatten zahlreiche Forscher die Frage aufgeworfen, ob "AIDS" in Afrika nicht nur eine neue Bezeichnung für alte Krankheiten sei,[249] eine Frage, welche vor allem auch deshalb berechtigt erscheint, als die für Afrika eigens geschaffene Definition für AIDS gerade jene Krankheitszustände umfasst, die seit jeher am häufigsten vorkamen: Husten, Fieber, Durchfall und Tuberkulose.[250] Zum grossen Teil wurden die Diagnosen ohne die für afrikanische Verhältnisse zu teuren HIV-Tests gestellt; selbst wenn Tests zur Anwendung kamen, waren sie oft qualitativ minderwertig. Vor allem aber sind die HIV-Nachweisuntersuchungen nicht absolut spezifisch, das heisst, sie können auch beim Vorliegen anderer Infektionskrankheiten positiv anzeigen (s.S. 75f.). In Afrika wurden derart falsch-positive Tests vor allem bei Tuberkulose,[251] Lepra,[252] Malaria[253] und vielen Parasitenkrankheiten[254] gefunden, also bei den häufigsten Infektionskrankheiten in Afrika.

Zudem konnte gezeigt werden, dass die Überlastung des Immunsystems durch solche chronischen Infektionen den Organismus empfänglicher macht für eine zusätzliche Infektion mit HI-Viren.[255]

Je mehr ich mich in die Literatur über AIDS in Afrika einarbeitete, desto unklarer wurde mir das Geschehen. Um mir selber ein Bild machen zu können, reiste ich 1995 wieder nach Zimbabwe, wo meine Frau während vier Monaten an einem Distriktsspital arbeitete. Nachdem wir schon anfangs der achtziger Jahre in jener Gegend gelebt hatten, konnten wir aus eigener Erfahrung Vergleiche anstellen. Wir wohnten mitten im Busch unter der einheimischen Bevölkerung, unsere Kinder gingen in die lokale Primarschule - so konnten wir uns einen direkten eigenen Einblick verschaffen. Die Statistik des Distriktsspitals listete AIDS als die Todesursache jedes zweiten im Spital verstorbenen Patienten auf.

Welche Krankheitsbilder traten uns also unter der Bezeichnung "AIDS" entgegen? Da waren zunächst die Tuberkulosekranken: abgemagerte, hustende Patienten, wie wir sie schon zwölf Jahre früher gekannt hatten, jetzt aber unter dem Verdikt der Diagnose AIDS auf ihr sicheres Ende wartend. Was war nun schuld an ihrem Tod: das Virus, die zunehmende Antibiotika-Resistenz der Tuberkulosebakterien (s.S. 102) oder die panische Angst? Dann gab es ausgehungerte Gestalten ohne diagnostizierbare chronische Infektionskrankheiten. Auch diese gab es schon früher, aber jetzt schienen sie häufiger zu sein. Die Medizin bezeichnet diese Zustände als "slim disease" (Auszehrungskrankheit) und ordnet sie den AIDS-definierenden Krankheiten zu. Nicht selten fanden wir indessen einen Vitamin-B-Mangel als Hauptproblem - tatsächlich ist die Ernährung der Landbevölkerung Zimbabwes seit unserem ersten Aufenthalt im Gefolge der Verbreitung der Mais-Monokultur weiter verarmt. Schliesslich sahen wir Kranke, die alle möglichen auch sonst vorkommenden Krankheiten hatten, uns aber vor allem dadurch beeindruckten, dass sie "gezeichnet" wirkten. Hier versagten unsere Möglichkeiten des Sich-Einfühlens in die fremde Kultur: waren diese Menschen gezeichnet vom HI-Virus, von der Diagnose "AIDS", welche als sicheres Todesurteil erlebt wurde, von der Diskriminierung durch die Mitmenschen, durch ein schuldhaftes Verhalten oder durch das Verdikt erzürnter Vorfahren? Tatsächlich ist die Wirkung der Vorfahren, der sog. "Voodoo-Effekt", in Afrika noch immer lebendig. So kann es vorkommen, dass sich ein Stammesangehöriger durch eine schwere Verfehlung gegenüber seiner Familie das Verdikt der Ahnen zuzieht, wonach er sterben wird. Solche Menschen sterben dann tatsächlich, ohne dass die Schulmediziner immer eine Todesursache finden können.

AIDS bedeutet also auch in Afrika eine breite Palette verschiedenster Krankheitszustände und Interpretationen derselben. Wie bei uns ist AIDS aber auch in Afrika zum Synonym für die Krankheit der Angst geworden. Dabei sollte nicht übersehen werden, dass die hauptsächlichen Krankheitsursachen in Afrika die selben wie eh und je geblieben sind: Unter- und Fehlernährung, Austrocknung, mangelnde Hygiene und Auflösung der traditionellen sozialen Gefüge.

4.4. AIDS und Angst

AIDS ist mehr als jede andere Krankheit nicht nur zu einer Tragödie des einzelnen Betroffenen, sondern zu einem kollektiven Trauma unserer Gesellschaft geworden. Diese Gesellschaft befindet sich heute weltweit in einer Krise, in der atomare Bedrohung, Öko-Katastrophen, Migration, Armut, Hunger u.s.w. unsere gesunde Fortentwicklung zunehmend in Frage stellen. Für den Einzelnen bedeutet aber bereits ein positiver HIV-Test, unabhängig vom allfälligen Auftreten einer AIDS-Krankheit, eine enorme psychische und soziale Belastung.
"Wenn du HIV-Antikörper-positiv bist, weisst du nicht, wo, oder wann, oder ob AIDS zuschlägt. In einem gewissen Sinne hast du die Kontrolle über deinen Körper verloren. Du weisst nicht, was ihm das Virus antun wird. Jedes sich einstellende Symptom eingeschränkter Gesundheit - ein Ausschlag, ein Halsweh - bringt eine Flut der Angst. Die Botschaft, welche der Patient erhält, ist, dass seine Chancen vollständig von einer Statistik abhängen, etwas ausserhalb seiner Kontrolle. Es lohnt sich deshalb nicht, irgend etwas zu tun, um seine Gesundheit zu fördern oder zu erhalten, weil alles, was man tut, aufs Gleiche herauskommt."
So formulierte der Engländer Jonathan Grimshaw 1987 seine Not zuhanden der medizinischen Fachpresse.[256] Die seelischen Erlebnisse im Gefolge eines positiven HIV-Tests sind heute gut dokumentiert. Professor Moeller an der J. W. Goethe-Universität in Frankfurt schildert diese wie folgt: "Das Testergebnis bedeutet, psychisch vor der fatalen Wahl zu stehen, ein 'lebendiger Toter' zu sein, Selbstmord zu verüben, oder zur Abwehr dieses Ausgeliefertseins Mord zu begehen."[257] Moeller zeigt auch auf, dass AIDS ein gewaltiges, zum Teil unbewusstes Thema ist, welches das gesamte Beziehungsgeflecht der Menschen mit Angst durchsetzt. So wurde z.B. für Deutschland gezeigt, dass 13% der Bevölkerung einmal unter der Angst litten, HIV-positiv zu sein.[258] Bei den HIV-Positiven fanden amerikanische Untersucher 7 bis 66 mal höhere Selbstmordraten als bei der Normalbevölkerung.[259,260] Die Bestätigung eines positiven HIV-Antikörpertests hat für die Betroffenen auch in sozialer und rechtlicher Hinsicht schwerwiegende Auswirkungen. So schreibt der Psychologie-Professor Meinrad Perrez (Universität Fribourg): "Das HIV-Drama ist im subjektiven Erleben der Betroffenen nicht eine Tragödie von Viren und Immunsuppresso-

ren, sondern eine Tragödie psychologischer Wirkfaktoren wie Angst, Stellenverlust, Verlust von geliebten Mitmenschen, eine Tragödie von Aggression und Einsamkeit."[261] HIV-Positive werden sozial ausgegrenzt, rechtlich und wirtschaftlich benachteiligt und beruflich zurückgestellt. Dabei ist die Unterstützungsqualität des sozialen Netzwerkes für die Gesundheit des Betroffenen von entscheidender Bedeutung.[262] Besonders fatal hat sich in dieser Hinsicht der Entscheid des Eidgenössischen Versicherungsgerichts vom 5. September 1990 ausgewirkt, welcher den positiven HIV-Antikörpertest mit einer unheilbar tödlichen Krankheit gleichsetzt. Obschon seit 1992 ein umfassendes Gutachten des Zürcher Rechtsprofessors Max Keller vorliegt, welches die Unhaltbarkeit dieses Gerichtsentscheides aufzeigt[263], hat sich in der Diskriminierung der HIV-Positiven bis 1996 wenig geändert.

Diese Angst der HIV-Positiven hat mich in unserer Praxis tief berührt. Die Betroffenen schienen geradezu von Angst durchsetzt zu sein, auch wenn sie das selbst gar nicht wahrhaben wollten. Diese Menschen vermitteln den Eindruck eines derart tiefgreifenden Angstzustandes, wie ich dies sonst als "Voodoo-Effekt" nur in Afrika erlebt habe. In unseren Breitengraden gab es das seit langem nicht mehr - bis zum Auftreten von AIDS. Mittlerweile befürchte ich, dass zahlreiche HIV-Positive nicht wegen eines Virus, sondern infolge ihrer Angst gestorben sind.[264]

Wie wir gesehen haben, hat die Forschungsrichtung der Neuro-Immunologie aufgezeigt, dass Bewusstseinsprozesse und Immunprozesse bis hin zu ihrer stofflichen Ausprägung in den Eiweissmolekülen miteinander verknüpft sind (s.S. 27f.). Das berechtigt zur Frage, ob die heutigen erworbenen Immunschwächezustände nicht auch als Ausdruck von Überforderungen im Bewusstsein verstanden werden müssen. Kulturgeschichtlich fällt "AIDS" in eine Zeit, welche durch ein enormes Verlangen nach Ausbruch aus dem Alten, Aufbruch zu Neuem, nach Bewusstseinserweiterung, oft mit allen Mitteln, gekennzeichnet ist. "Kein Kennzeichen charakterisiert den Gegenwartsmenschen in unserem Zivilisationsraum eindringlicher als dasjenige der Suche", schreibt die deutsche Lehrerin Felicitas Vogt in ihrem Buch "Drogen - Sekten - New Age: Bewusstseinserweiterung um jeden Preis?".[265] Wenn die Entwicklung der Selbständigkeit (s.S. 25f.) mit den Herausforderungen des Lebens nicht Schritt halten kann, so dass die Öffnung für das Fremde nicht in voller geistiger und immunologischer Kompetenz aufgefangen werden kann, muss es früher oder später zu einem "neuro-immunologischen Kollaps" kommen. Als äusseres Zeichen für solche Entwicklungen können die sogenannten "Risikoverhalten" angesehen werden, welche dann zu einer handfesten stofflichen Überlastung des

Organismus, etwa mit Drogen, oder mit Fremdblut, aber auch mit Medikamenten führen.

Die Forschungsrichtung der Psycho-Neuro-Immunologie hat aufgezeigt, dass Angst immunschwächend wirkt (s.S. 29f.). Bezüglich HIV wurde zudem gefunden, dass der HIV-Antikörpertest bereits als solcher, unabhängig vom Resultat, zu einer Beeinträchtigung des Immunsystems führen kann.[266] Fällt der Test positiv aus, reagieren die meisten der Betroffenen mit einem psychischen Schock, Depression und Angst.[267] Diese oft schwere "Testkrise" führt bei etlichen bisher Gesunden zum sofortigen Auftreten von AIDSartigen Symptomen wie Gewichtsabnahme und Schwitzen.[268] Die psychische Belastung durch einen positiven HIV-Antikörpertest ist so schwer, dass gesunde HIV-Positive oft noch schwerere Depressionen durchmachen als AIDS-Kranke.[269] Diese Angst führt sogar bei HIV-Negativen zu schweren psychischen Erkrankungen (AIDS-Phobie-Syndrom). Es gibt heute umfangreiche Forschungsliteratur zur Psycho-Neuro-Immunologie der HIV-Positiven, welche die grosse Komplexität der gegenseitigen Wechselwirkungen hervorhebt. So kommt der "Pionier der Psycho-Neuro-Immunologie", George F. Solomon in Kalifornien, zur Schlussfolgerung:
"HIV-Krankheiten illustrieren exquisit die Wichtigkeit und Komplexität der wechselseitigen Interaktion zwischen dem Immunsystem und dem Nervensystem. (...) Soziokulturelle, psychologische, verhaltensmässige, infektiöse und neuro-immunologische Aspekte sind bei diesen faszinierenden, verheerenden und herausfordernden Krankheiten untrennbar verbunden."[270]

In der Schweiz haben sich vor allem die Forscherteams um Professor Hans Zeier am Institut für Verhaltenswissenschaften der ETH Zürich und um Professor Meinrad Perrez am Psychologischen Institut der Universität Fribourg der Erhellung dieser Zusammenhänge angenommen. In einer Längsschnittstudie mit HIV-infizierten Personen, welche, ergänzt durch eine umfassende Literaturaufarbeitung, von Peter Brauchli als Dissertation publiziert wurde, kommt die Zürcher Equipe zur vorsichtigen Schlussfolgerung: "Die Studie liefert Hinweise, dass die Veränderung des Immunstatus bei HIV-infizierten Personen mit dem psychischen Befinden zusammenhängt. Eine beeinträchtigende psychische Befindlichkeit muss deshalb bei HIV-infizierten Personen als mögliche Mitursache für eine voranschreitende Immunsuppression in Betracht gezogen werden."[271]

Das Verdikt der Hoffnungslosigkeit führt ferner dazu, dass viele HIV-Positive ihren Lebensstil nicht nachhaltig ändern, so dass immunschädigende Praktiken wie Drogenkonsum, Fehl- und Mangelernährung und übermässige Medikamenteneinnahme beibehalten oder gar ausgeweitet werden. So kommt Ulrich Clement an der Psychosomatischen Klinik der Universität Heidelberg in einer sorgfältigen Untersuchung der psychischen Verarbeitung des Verdikts "HIV-positiv" zur überraschenden Schlussfolgerung: "Zusammenfassend lässt sich nicht erkennen, dass AIDS in grösserem Umfang eine restriktive Sexualmoral begünstigt hätte."[272] Entsprechend werden die offiziell empfohlenen Präventionsmassnahmen wie "Safer Sex" häufig nicht über längere Zeit aufrechterhalten.[273]

So wie sich im einzelnen Menschen den heilenden Immunkräften die Angst als Gegenkraft entgegenstellt, so wird auf gesellschaftlicher Ebene die freie Entwicklung zur Selbständigkeit durch die Angst-Medizin, wie sie bei AIDS in besonderem Masse in Erscheinung tritt, bedroht. Der Basler Psychotherapeut Franz Renggli hat den Versuch unternommen, die Erkenntnisse der Psycho-Neuro-Immunologie über die Wirkung der Angst vom individuellen Aspekt auf die Gesellschaft zu übertragen. Anhand der Darstellung der Pest als Ausbruch einer Massenpsychose im Mittelalter zeigt er auf, dass es schon früher so etwas wie einen Zusammenbruch des "gesellschaftlichen Immunsystems" gab. Renggli schreibt: "Die Krise heute ist vergleichbar mit derjenigen im späten Mittelalter. Wieder sind Weltuntergangsängste in der Luft, Apokalypsen, Endzeitstimmungen. (...) In dieser Krise und Verunsicherung ist früher das Immunsystem, die Abwehrkraft der Menschen zusammengebrochen. Die Pest, verstanden als Äquivalent einer Massenpsychose, war die Folge. Durch die Krisenhaftigkeit der gesamten Weltsituation heute wachsen die Ängste der Menschen langsam an. Die Gefahr ist gross, dass das Immunsystem wieder schwächer wird und eines Tages zusammenbrechen könnte."[274]
Wenn wir einen Weg aus dieser Krise finden wollen, so sind dazu nach Renggli vor allem zwei Kräfte notwendig: der Mut zur Wahrheitserkenntnis und der Mut zum Handeln.

In mitreissender literarischer Verarbeitung findet sich diese Thematik im Roman "Die Seuche" von Lukas Hartmann.[275] Er schildert darin die Pest in der Stadt Bern im 14.Jahrhundert: das grosse Sterben vor dem Hintergrund von Hass, Angst und Armut, die Auflösung gesellschaftlicher Normen und menschlicher Gemeinschaft angesichts der Krankheit, deren Ursache keiner kennt. In kurzen Gegenwartseinschüben erlebt der Leser gleichzeitig die Zerstörung einer Familie in Afrika durch AIDS. Überraschende Parallelen zwischen den beiden Krankheiten werden aufgezeigt. Die Hauptdarstellerin der Geschichte lebt uns die Seelenkräfte vor, die zum Überwinden der Seuche führen.

4.5. AIDS und Mut

Das AIDS-Geschehen bedeutet nicht nur eine Tragödie, sondern auch eine gewaltige Herausforderung. Bereits unsere Wahrnehmung des Phänomens AIDS ist eine Frage des Mutes. Wir stehen ja einer weltumspannenden Dogmatik gegenüber, welche sich mit einer eigenartigen Beharrlichkeit auf das Zerstörerische, Lebensfeindliche, eben "Pathogenetische", d.h. Krankheitserzeugende im Menschen eingeschworen hat. Dies geht schon aus den AIDS-Prognosen hervor. 1985 veröffentlichten der Spiegel und die Zeitschrift "Bild der Wissenschaft"[276] statistische Kurven über den zu erwartenden Verlauf der "AIDS-Epidemie", welche aufzeigten, dass es 1994 in den USA keinen Überlebenden mehr geben wird, und dass 1996 auch Deutschland ausgestorben sein wird. Als dann bereits 1987 in allen westlichen Ländern klar wurde, dass AIDS nicht weiter exponentiell anstieg, reagierten die führenden Wissenschaftler nicht mit Erleichterung, sondern mit einer umfassenden Revision der Diagnose-Definition.[277] Als AIDS-krank wurden jetzt auch symptomlose HIV-Antikörper-Positive bezeichnet, welche einen relativ tiefen T-4-Lymphozytenwert aufwiesen. Damit stiegen die AIDS-Kurven zunächst tatsächlich weiter an. Spätestens 1992 wurde aber erkenntlich, dass sich in Ländern wie der USA, Deutschland und der Schweiz die Ausbreitung von AIDS dennoch deutlich verlangsamte. Ein Grund zum Aufatmen? Keineswegs, vielmehr wurde erneut eine Diagnoserevision vorgenommen. Wiederholte bakterielle Lungenentzündungen, Lungentuberkulose und der Gebärmutterhalskrebs der Frau galten nun bei HIV-Antikörper-Positiven ebenfalls als "AIDS".[278] In der Schweiz wurde die Definition per 1. Juli 1993 eingeführt.[279] So mussten HIV-Antikörper-Positive, welche eine zweite bakterielle Lungenentzündung nach dem 1. Juli hatten, als AIDS-Patienten gemeldet werden, solche mit einer wiederholten Pneumonie vor dem 1. Juli indessen nicht.[280] Dennoch flachte die Kurve der AIDS-Meldungen in der Schweiz seither weiterhin ab.[281]

Diese "pathogenetische" Orientierung wurde auch in der Handhabung der HIV-Antikörper-Tests sichtbar. Seit der Einführung dieser Tests war bekannt, dass es falsch-positive Testresultate gibt, also positive Tests bei Individuen ohne HIV-Infektion. Aus diesem Grunde wird in den westlichen Ländern jeder positive Testbefund durch sogenannte Bestätigungstests sorgfältig nachkontrolliert. 1993 wies ein australisches Forscherteam nach, dass auch diese Bestätigungstests falsch-positiv ausfallen können.[282,283] Mittlerweile haben zahlreiche Untersuchungen gezeigt, dass die sogenannten HIV-Antikörpertests neben allfälligen Viruseiweissen auch körpereigene Eiweisse erfassen, welche im Rahmen einer Autoimmun-Reaktion freigesetzt werden können.[284] Die Häufigkeit solcher falsch-positiver Tests ist unbekannt. Meist wurde bisher den Tests eine

Zuverlässigkeit (Spezifität) von 99.8% attestiert, was zunächst eindrücklich erscheinen mag, bei näherem Hinsehen jedoch die Grössenordnung der Problematik aufzeigt. Eine Zuverlässigkeit von 99.8% bedeutet, dass 0.2% der Test-Resultate falsch-positiv sind. Das war ursprünglich bei gezielter Testanwendung kein grosses Problem. Unterdessen sind aber beispielsweise in der Schweiz Hunderttausende getestet, somit möglicherweise einige Hundert fälschlich als positiv eingestuft geworden.

Frau F.N. meldete sich anfangs 1996 in unserer Praxis, weil sie sich durch einen positiven HIV-Test stark verunsichert fühlte. Ihr Hausarzt, der sie seit 1991 betreute, überwies sie mit der Diagnose: "Völlig gesunde Frau, die lediglich einen einzigen pathologischen Laborwert aufweist, nämlich einen positiven HIV-Antikörper-Test". Auf Drängen ihrer Eltern hatte Frau F.N. im Juni 1994 einen HIV-Test machen lassen, nachdem sie zuvor während eines 5-monatigen Afrikaaufentaltes einige Male intime Kontakte mit einem Einheimischen eingegangen war. Überraschenderweise war das Testergebnis positiv für anti-HIV-Antikörper, und auch die Bestätigungstests (sog. Western-Blots) zeigten solche Antikörper an. Die gesunde Frau sah sich somit vor die Frage gestellt, ob sie jetzt unausweichlich einem AIDS-Schicksal entgegenging? Nun hatte Frau F.N. gegen Ende ihres Afrikaaufenthaltes eine schwere Malaria durchgemacht, welche bereits in Afrika anbehandelt worden war, aber nach ihrer Rückkehr in die Schweiz nochmals zu einer notfallmässigen Hospitalisation geführt hatte. Nach wiederholten antibiotischen Behandlungen hatte sie sich indessen gut erholt und fühlte sich seither wieder gesund. In dieser Situation stellte sich die Frage, ob es sich hier nicht um falsch-positive HIV-Tests handelte, wie sie nach schweren Erkrankungen wie der Malaria bekannt sind. In solchen Fällen bildet das Immunsystem sog. kreuzreaktive Antikörper, welche im HIV-Test positiv angeben, ohne dass je eine Infektion mit HI-Viren erfolgt ist. Wie erwähnt, können solche Antikörper gegen andere Mikroorganismen, oder auch gegen körpereigene Eiweiss-Abschnitte gerichtet sein. Mittlerweile waren jedoch Testverfahren entwickelt worden, mit welchen nicht die Antikörper, sondern Abschnitte aus der genetischen Substanz des HI-Virus selber nachgewiesen werden können (RNA-PCR-Tests). Die Nachkontrolle mit diesem extrem empfindlichen Test ergab denn auch, dass bei Frau F.N. keine Spur von HI-Viren nachweisbar war. Natürlich konnte sich Frau F.N. mit diesem Befund nun ganz anders ins Leben stellen als zuvor mit dem Verdikt des positiven HIV-Antikörpertests.

Schliesslich hat sich die destruktive Orientierung vor allem auch in der Therapie ausgewirkt. 1987 wurde in den USA und danach weltweit auf Druck einiger Homosexuellengruppen das Medikament "AZT" ("Azidothymidin"), auch "Retrovir" oder "Zidovudin" genannt, in einem abgekürzten Verfahren zugelas-

sen, eine hochgiftige Substanz, welche schon in den 60er Jahren als Krebsmittel vorgeschlagen worden war, jedoch wegen ihrer hohen Toxizität nie zugelassen wurde. AZT verhindert die Synthese der Gensubstanz DNS (Desoxyribonukleinsäure). Weil das HI-Retrovirus für seine Vermehrung auf diese DNS-Synthese angewiesen ist, erhoffte man sich mit dem AZT eine Hemmung der Virusvermehrung. Tatsächlich ist vorstellbar, dass bei einer massiven Virus-Überflutung des Organismus diese Virus-Hemmung für kurze Zeit von Nutzen sein kann. Aber sehr rasch wird die Schädigung der körpereigenen Gewebe, deren Zellen sich rasch vermehren, überhandnehmen. Das sind vor allem der Dünndarm und - ausgerechnet - das ganze Blutbildungs- und Immunsystem. AZT war ursprünglich als Chemotherapeutikum zur Verhinderung der Zellvermehrung bei Leukämie (Blutkrebs) konzipiert. Tatsächlich verursachte AZT alsbald massive Nebenwirkungen; die behandelten Patienten benötigten z.B. immer wieder Bluttransfusionen. Dessenungeachtet wurde das hochtoxische Mittel immer verbreiteter eingesetzt; bald auch "prophylaktisch" bei gesunden HIV-Positiven. Bereits 1990 trat der Amerikaner John Lauritsen mit seinem Bericht "Poison by Prescription - The AZT-story" ("Gift auf Verordnung - Die AZT-Geschichte")[285] an die Öffentlichkeit, worin er nach Überprüfung des vorzeitig abgebrochenen Zulassungsverfahrens auf die Gefährlichkeit dieses Mittels aufmerksam machte. Tatsächlich ergab dann 1991 die sogenannte "Concorde-Studie", die erste grosse Untersuchung, welche international und unabhängig von der Herstellerfirma durchgeführt wurde, dass AZT keinen gesicherten Nutzen hat.[286] Auf einer Sondersitzung der Zulassungsbehörde FDA (Food- and Drug-Administration) wurde mitgeteilt:
"Frühzeitig verabreichtes Zidovudin (AZT) verzögerte die Progression zu AIDS im Vergleich zu späterer Behandlung. Aber für keine der beiden Behandlungsarten konnte ein Nutzen betreffend Überleben oder die kombinierten klinischen Endpunkte von AIDS aufgezeigt werden. Frühzeitig verabreichtes Zidovudin führte zu einem kurzzeitigen Nutzen bei den Weissen und zu neutralen oder schädlichen Wirkungen bei schwarzen und hispanischen Patienten".[287]
In dieser letzten Gruppe waren immerhin bei frühzeitiger AZT Behandlung 14% der Betroffenen verstorben gegenüber nur 2% bei späterer Behandlung. So hat sich immer mehr die bange Frage erhoben, ob AZT nicht gerade zu einer Ursache der Krankheit geworden ist, welche es hätte heilen sollen.[288] Tatsächlich war unterdessen festgestellt worden, dass unter der sogenannten "Langzeit-Überlebenden" kaum Personen sind, welche über längere Zeit AZT eingenommen haben.[289]

A. H. war ein Patient mit typischen Risiken für AIDS-Erkrankungen: er hatte in einem extrem stressreichen Schwulenmilieu und drei Jahre lang in der Drogenszene gelebt, dabei zahlreiche Krankheiten unter anderen eine Syphilis und eine Hepatitis (infektiöse Gelbsucht) durchgemacht. Im Sommer 1985 war ein positiver HIV-Antikörper-Test erhoben worden, seither wurde der Patient an einem Unversitätszentrum betreut. Im März 1988 war wegen Durchfällen, Gewichtsverlust und einem relativ tiefen T4-Lymphozyten-Wert die Diagnose "AIDS" gestellt und eine Behandlung mit AZT begonnen worden. Seine Lebensumstände konnte der Patient indessen nicht ändern. Im Sommer 1991 wandte sich der Patient an unsere Praxis, weil er zunehmend Angst vor seiner Behandlung hatte. In einem Interview mit einer bernischen Tageszeitung gab er zu bedenken: "Ich bin nicht sicher, ob nicht einige meiner Freunde schliesslich nicht an AIDS, sondern an den Folgen von Retrovir (AZT) gestorben sind". Er hatte aber auch Angst, sein langjähriges Medikament abzusetzen. Nach einem kurzen Unterbruch führte er die AZT-Behandlung dennoch weiter und verstarb im Sommer 1992 unerwartet.

1996 bahnte sich eine exakte Wiederholung der AZT-Geschichte an. Die Fragwürdigkeit des AZT wurde nun offiziell zugegeben.[290,291] Gleichzeitig wurde angekündigt, dass inzwischen Medikamente gefunden worden seien, welche den "unerwarteten Durchbruch"[292] ermöglichen. Mittels Kombination verschiedener Chemotherapeutika, vor allem der neuentdeckten "Protease-Hemmer", sei es gelungen, das Virus zu besiegen. Die Wirkung dieser neuen Mittel basiert auf der Modellvorstellung eines anhaltenden "mörderischen Krieges" zwischen Viren und Immunzellen (s.S. 62f.), welchen man mit den neuen Hemmstoffen zu unterbinden versucht. Wiederum wurden diese Medikamente sowohl in den USA wie in der Schweiz in beschleunigten Verfahren zugelassen, ohne dass Resultate der klinischen Studien abgewartet worden wären. Der Hersteller des schweizerischen Medikamentes gab im Mai 1996 immerhin selber zu bedenken: "Die Zulassung basiert allerdings auf der Wirksamkeit des Präparates in bezug auf relevante Labormesswerte wie Reduktion der Viruskonzentration und Anzahl der CD4-Zellen und nicht auf endgültigen klinischen Parametern wie Lebensverlängerung oder Verringerung gefährlicher opportunistischer Infektionen."[293] Auch diese neue Euphorie entbehrte also einer sorgfältigen medizinischen Grundlage. Weil die Kampagne aber in dem Augenblick lanciert wurde, als die AIDS-Häufigkeit ohnehin abzunehmen begann[294], ist zu erwarten, dass der zu erwartende Rückgang der AIDS-Fälle auf das Konto der neuen Therapie gebucht werden wird. Zu berücksichtigen wäre in dieser Situation wohl der Hinweis von Professor Frank Nager, der in seinem Buch "Goethe - Der heilkundige Dichter" (s.S. 12) schreibt:
"(...) Es droht unserer modernen Medizintechnik und ihrem Studium bisweilen die Gefahr, den allerneuesten Irrtum zu ergreifen. Es herrscht eine seltsame, fast naive Tendenz, dem Neuesten, dem Frischesten, dem Modischen nachzuja-

gen. Unausgegorene und in ihren praktischen Konsequenzen voreilig überschätzte Forschungsergebnisse werden oft allzu rasch ergriffen, nicht zuletzt unter dem geschickten Druck merkantiler Manöver einer rührigen Pharmaindustrie! Die neuesten 'facts and trends' ziehen uns mächtig in ihren Bann."[295]

Diagnose, Prognose und Therapie von AIDS sind also von einer eigentümlich destruktiven Ausrichtung geprägt. Dabei ist, psycho-neuro-immunologisch gesehen, zu erwarten, dass in gleichem Masse wie Angst, Depression und Isolation das Immunsystem schädigen, umgekehrt Zuversicht, Freude und Liebe, oder, wie wir gesehen haben (s.S. 30), Humor dieses Immunsystem stärken können. Ein erfolgversprechender therapeutischer Ansatz wird also in erster Linie die kollektiv-entmutigende Einstellung überwinden müssen. Der krankheitsbezogenen (pathogenetischen) Orientierung muss eine gesundheitserzeugende (salutogenetische) Anschauung genübergestellt werden.

Der Begriff der "Salutogenese" wurde 1979 vom israelischen Soziologieprofessor Aaron Antonovsky geprägt.[296,297] Er hatte bei einer Erhebung über den Gesundheitszustand israelischer Frauen in der Menopause Überlebende von Konzentrationslagern mit einer Kontrollgruppe verglichen. Der Anteil der völlig gesunden KZ-Überlebenden betrug 29% gegenüber 51% der Kontrollen. Das war ein statistisch signifikantes Forschungsresultat. Antonovsky war jedoch beeindruckt von den 29% der Frauen, welche trotz ihrer Vorgeschichte gesund geblieben waren. "Durch den unvorstellbarsten Horror des Lagers gegangen zu sein, gefolgt von Jahren eines Flüchtlingsdaseins, und sich dann in einem Land niederlassen zu müssen, das drei Kriege durchgemacht hat, und immer noch bei annehmbarer Gesundheit zu sein: Dies war für mich das dramatische Erlebnis, das mich bewusst zu einer Formulierung dessen bewegte, was ich das 'salutogenetische' Modell nannte."[298] Antonovsky stellte sich in der Folge die Frage, welches die entscheidenden Kriterien sind, dass ein Mensch trotz enormer Stressbelastungen gesund bleiben kann. Er fand in sorgfältigen Studien die Antwort in einer spezifisch menschlichen Eigenschaft, die er mit dem Begriff des "Kohärenz-Sinnes" ("sense of coherence") zu erfassen versuchte. Gemeint ist die Fähigkeit, im Erleben von sich selbst und der Umwelt sowohl Sinnhaftigkeit als auch eigene Gestaltungsmöglichkeit zu sehen. Die ordnende Kraft der eigenen Persönlichkeit hat demnach eine "kreative Potenz", welche die Erhaltung oder Wiederherstellung der Gesundheit möglich macht. Eine zeitgemässe Forschung hätte sich ergänzend zur üblichen Erforschung der Ursachen der Krankheiten vermehrt um die Untersuchung der Ursachen der Gesundheit zu bemühen. In der Schweiz wurde der gesundheitsorientierte Ansatz Antonovskys vor allem vom Berner Medizinprofessor Hannes Pauli aufgegriffen.[299,300,301] Er versuchte in der Folge, solche zeitgemässe Paradigmen auch für die Ausbildung von Ärzten und Krankenschwestern fruchtbar zu machen.

Worum es bei dieser "Salutogenese" geht, wurde mir nirgends so klar wie bei einer Patientin in unserer Praxis, welche seit 1989 als HIV-Antikörper-positive Frau durch alle Niederungen der sozialen Diskriminierung gegangen ist. Diese Patientin schrieb mir Ende 1992: "Ich werde zu Silvester 40 Jahre alt und habe mich vor drei Jahren mit dem HI-Virus angesteckt. Nach einer, wahrscheinlich psychosomatischen, Anfangskrankheit, die dem Vollbild AIDS entsprach, gab mir der Arzt der Universitätsklinik ein halbes Jahr, bis ich auf den Knien um AZT betteln würde, da ich dieses standhaft verweigerte. Nun, es hat sich bewährt, denn seither bin ich kerngesund, und wenn eine Grippe auftauchte, behandelte ich diese eigenmächtig auf meine Weise. (...) Ich habe keine Angst vor dem Tod, wohl aber vor dieser Ablehnung, vor dieser Diskriminierung, diesem Liebesentzug, welcher für mich unverständlich ist." Die Patientin hatte sich erstaunlich schnell erholt und während fünf Jahren völlig gesund gefühlt. Der Aufbau eines eigenen Geschäftes und familiäre Herausforderungen hatten sie dann aber in eine schwere Stress-Situation geführt, und anfangs 1995 erkrankte sie an einer schweren Gürtelrose, welche sich mit homöopathischen Mitteln an sich gut behandeln liess. Die Patientin glaubte aber, ihre Erkrankung sei nun der definitive Ausbruch von AIDS und stürzte in eine schwere Depression. "Ich wollte meine Kinder vor der Diskriminierung durch die Gesellschaft schützen", schrieb sie später, "und durch einen Autounfall meinem Leben ein Ende setzen. Ich wollte vermeiden, dass meine Kinder durch die Diagnose dem selben Liebesentzug ausgesetzt würden, welchen ich selber erlebte." Ich musste die Patientin ins Spital einweisen. Obschon sich das Spitalpersonal sehr um die Patientin kümmerte, ging es ihr rasch schlechter, sie nahm 12 Kilo an Gewicht ab, alsbald trat eine Lähmung des rechten Fusses auf, und in der Laboruntersuchung der Rückenmarks-Flüssigkeit fanden sich Hinweise auf gefährliche Toxoplasmose- und Zytomegalie-Infektionen. Die Spezialisten schlugen verschiedene Behandlungen mit sehr starken AIDS-Medikamenten vor. In dieser Situation, ganz zuunterst angekommen, fand die Patientin plötzlich die Kraft, ihr Leben wieder zu ergreifen. Sie verweigerte die Chemotherapie, trat aus dem Spital aus und nahm ihre Behandlung selber an die Hand. Drei Monate später kam sie erstmals wieder in unsere Praxis: strahlend, frei gehend, gesund. Sie hatte eine neue Wohnung bezogen und ihre Arbeit wieder aufgenommen. Es waren zwar noch HI-Virus-Eiweisse nachweisbar, aber die T4-Zellen waren wieder angestiegen, und sie hatte bereits wieder an Gewicht zugenommen. Im Rückblick schrieb die Patientin später: "Ich nahm mein Leben wieder selber in die Hände, bezog mit meinen Kindern eine neue Wohnung und eine neue Geschäftslokalität. Die neue Eigenverantwortung haben die Selbstheilungskräfte wieder aktiviert und die Angst vor AIDS verbannt. Nach drei Monaten konnte ich wieder laufen und hatte sechs Kilo zugenommen. Die T4-Zellen stiegen ohne Behandlung weiter an, und ich fühlte mich erstmals wieder als Mensch. Heute habe ich wieder mein Normalgewicht und fühle mich gesund und stark. Durch meinen Beruf komme ich oft mit kranken Leuten in Kontakt, scheine aber völlig immun zu sein. Ich habe gelernt, mich selber nicht körperlich oder seelisch zu überfordern, gönne mir trotz beruflicher Belastung viel Ruhe und achte auf eine ausgewogene Ernährung."

Es war von grosser Bedeutung, dass schon 1987 der kalifornische Arzt Bob Owen den Mut fand, in seinem Buch "Geheilt von AIDS“[302] darauf hinzuweisen, dass am Anfang aller therapeutischen Bemühung die Wahrheitssuche stehen muss. Diese Erfahrung beschreibt auch Niro Asistent, eine HIV-Antikörper-positive Frau, welche sich ihre Gesundheit bis hin zu einem wieder negativen HIV-Antikörper-Test erkämpfte. Sie beginnt ihre Autobiographie "Das heilende Ja", mit einem Zitat aus "Antigone" von Jean Anouilh: "Um ja zu sagen, musst du schwitzen, musst die Ärmel aufrollen und mit beiden Händen ins Leben greifen, bis zu den Ellbogen. Es ist einfach, nein zu sagen, selbst wenn das Neinsagen den Tod bedeutet."[303] Unterdessen gibt es eine ganze Reihe von Buchautoren und -autorinnen, welche der verbreiteten AIDS-Angst fundierte Hoffnungsansätze entgegensetzen. Noch haben es solche Stimmen schwer, gehört zu werden, gelang es doch bis 1996 keiner, Zugang zu einem der grossen renommierten Buchverlage zu finden. So hat die Schweizerin Rosmarie Harris z.B. die Begleitung ihres AIDSkranken Schwagers zum Anlass genommen, die Ungereimtheiten der offiziellen AIDS-Doktrin näher auszuleuchten.[304] Ein ähnlicher Ansatz findet sich im Buch von Hans-Jürgen Esch: "AIDS - du hast Chancen".[305] Der Zürcher Psychotherapeut Remo Roth zeigt in seinem Buch "Hat AIDS einen Sinn?" Verständnis- und Behandlungsmöglichkeiten auf der Basis der Jung'schen Psychoanalyse auf.[306]

Entsprechend der vermehrten Zuwendung der AIDS-Forschung zur Immunologie ist zur Überwindung des verbreiteten therapeutischen Nihilismus bei kranken HIV-Antikörper-Positiven und bei AIDS-Patienten besonders auch die Komplementärmedizin angesprochen, welche sich in ihren verschiedenen Ausrichtungen immer schon mit den Immunkräften und der Immunregulation befasst hat. Eine komplementärmedizinische Therapie oder Prophylaxe wird - unabhängig vom aktuellen Stand der AIDS-Forschung - immer ganzheitlich sein: Abbau der toxischen, infektiösen und psychischen Immunsuppressoren, Entgiftung des Organismus, Wiederherstellung einer tragenden Zuversicht und eines stützenden sozialen Netzes, ausgewogene und/oder korrektive Ernährung, Stützung oder Anregung des Immunsystems. Dass die Behandlung oder die Prophylaxe im einzelnen schwierig sein kann, dass insbesondere die direkten Einwirkungen auf das Immunsystem mit Heilmitteln behutsam zu erfolgen haben, und dass kurzfristig auch chemotherapeutische Mittel notwendig sein können, entspricht unterdessen einer breiten Erfahrung. Im Mittelpunkt des therapeutischen und prophylaktischen Engagements wird jedoch die Bemühung zu stehen haben, dem Patienten zu helfen, dass er sein eigenes Leben wieder selber in die Hand nehmen kann. Das Wiedererlangen der Fähigkeit zur Selbstverantwortlichkeit zieht sich wie ein roter Faden durch alle Berichte der sogenannten "Langzeitüberlebenden".[307] Das Wesen der Immunschwäche besteht ja gerade darin, dass die Betroffenen in ihrer "Kompetenz" im weitesten Sinne beeinträchtigt sind. Damit ist aber auch schon klar, dass jeder HIV-Positive und jeder AIDS-Patient - genau wie jeder andere Patient - einer je individuellen ärztlichen Betreuung bedarf.

Viele AIDS-Patienten äussern die Ansicht, dass sie zwar erkrankten, weil sie schwächer sind als andere, dass sie aber gleichsam stellvertretend erkrankten für unsere Gesellschaft, welche insgesamt an Unwahrhaftigkeit, Egoismus und Angst leidet. So kann im AIDS-Geschehen eine Herausforderung zur Entwicklung und Pflege echter, tragender sozialer Kräfte gesehen werden. Wie ich noch zeigen werde, steht dem in der Medizin vor allem ein weit fortgeschrittener Reduktionismus entgegen, welcher in den aktuellsten Problemen der Medizin, den ethischen Fragen zu den Auswirkungen der Gentechnologie, seinen derzeit bedrängendsten Ausdruck findet. Tatsächlich hat sich im Schatten der AIDS-Debatte die Gentechnologie in der Medizin im Laufe der vergangenen 15 Jahre viel breiter etabliert als dies von der Öffentlichkeit wahrgenommen worden ist.

5. Gentechnik und Medizin

Man schätzt, dass sich das gesamte Wissen der Welt von 1800 bis 1900 verdoppelt hat.
Das gesamte Wissen der Welt hat sich dann von 1900 bis 1960 nochmals verdoppelt.
Dann hat sich das gesamte Wissen der Welt von 1960 bis 1966 nochmals verdoppelt.
Ab dann weiss man nichts Genaues mehr.
Franz Hohler

"Gesundheit für alle im Jahr 2000": die Maxime der Internationalen WHO-Konferenz von 1978 in Alma Ata hat sich weithin zu einer Forderung nach totaler Gesundheit entwickelt (s.S. 11). Als Mittel dazu bietet sich immer mehr die Gentechnologie an. Die Gentechnik ist gerade nur 20 Jahre alt, hat aber mehr als alle anderen angewandten Wissenschaften die moderne Biologie, Medizin, Pharmazie, Landwirtschaft und Nahrungsmittelindustrie beeinflusst und ist damit insbesondere auch für unser soziales Leben prägend geworden. Die Auseinandersetzung mit der Gentechnik erfolgte aber lange Zeit vor allem hinsichtlich Fragen der Anwendung, der ethischen Verantwortbarkeit und der rechtlichen Zuständigkeiten. Hier zeigte sich alsbald, dass wir eigentlich vor unlösbaren Fragen stehen. Viele Zeitgenossen empfinden ein tiefes primäres Misstrauen der Gentechnik gegenüber. Obschon dieses begründet ist, führt es, wenn es nicht weiter reflektiert wird, zur Verdrängung, und damit wird die sachliche Auseinandersetzung verpasst. Es kommt zur Trennung von Gefühlsregungen und Verstandeswissen. Wir spüren, dass etwas Bedenkliches, Bedrohliches passiert, aber erliegen dem intellektuellen Verstand, der die Legitimation der Gentechnik im rein Materiellen - erfolgreich - aufzeigt. Wir haben im Grunde genommen Angst, die wir jedoch im nüchternen Rationalismus zu ersticken versuchen. Herz und Kopf gehen getrennte Wege, damit sind uns die Hände gebunden, wir sind handlungsunfähig. Das lässt sich in der Ohnmacht der ethischen Diskussion deutlich erleben.

Das hat auch die Genindustrie erkannt. So schrieb Professor Jürgen Drews, Leiter der Forschung und Entwicklung der Firma Hoffmann-La Roche, in einer Informationsschrift:
"Von positiven und negativen Prognosen unberührt, bewirkten Molekularbiologie und die ihr entstammende Gentechnik in den biologischen Wissenschaften

Umwälzungen, die in Ausmass und Folgen den Veränderungen unseres Weltbildes durch die moderne Physik vergleichbar sind. Längst gehören gentechnische Methoden in allen biologischen Forschungsstätten, in Universitätsinstituten, Kliniken und industriellen Laboratorien zum täglichen Handwerk. Dies ist grossen Teilen der Öffentlichkeit entgangen, sei es, weil die Wissenschaftler sie nicht ausreichend informierten, sei es, weil nur wenige Mitbürger sich die Zeit nehmen, von sich aus etwas über die neue Biologie in Erfahrung zu bringen. Das Defizit an Kenntnissen ist jedenfalls beträchtlich."[308]
Entsprechend kann sich die Genindustrie offen, kritisch, humanistisch geben. Die schweizerische Stiftung Gen Suisse hat bereits in ihrem Gründungsjahr (1991) eine sehr gediegene Glanzfolien-Broschüre unter dem Titel "Die Gentechnik, eine Chance und Herausforderung" herausgegeben. Darin heisst es etwa:
"Gentechnik ist das menschenmögliche Bemühen, Lebenswerte zu schaffen und zu schützen. Gentechnik ist als Chance und Herausforderung zu wichtig für die Menschheit, als dass sie nicht von einer Mehrheit erörtert, verstanden und mitgetragen werden müsste. Gerade in der Schweiz. Ein möglichst gemeinsames Lernen, Erkennen und Wissen muss deshalb in unserem Land das Bemühen einleiten. Denn was kann einen besseren Konsens bewirken als der Dialog? Als Stichwort verstanden, nicht als Schlagwort: wir müssen nicht alle ein Herz und eine Seele sein. Aber Einigkeit herrschen muss darüber, dass wir alle ein Herz und eine Seele haben. Diese Gewissheit und Übereinstimmung müssen Theorie und Praxis im Bereiche der Gentechnik stützen und kontrollieren. Gerade die verantwortungsvolle Schweizer Forschung will ausschliesslich im Rahmen verbindlicher Leitlinien arbeiten."[309]

Umgekehrt haben längst verantwortungsvolle Wissenschaftler dazu aufgerufen, dass wir uns als "Normalbürger" um eine eigenständige Urteilsbildung bemühen. So warnte der Basler Zoologie-Professor Adolf Portmann in seinen unter dem Titel "Entlässt die Natur den Menschen?" gesammelten Aufsätzen schon 1970 vor der Gefahr der "Menschenzüchtung":
"Es liegt mir ferne, solche Erwägungen zur Menschenzüchtung zu dramatisieren - wir sind zum Glück zu weit von jeder Verwirklichung entfernt. Immerhin, es sind viele Forscher unterwegs auf diese Zukunft hin, und es gilt, auf der Hut zu sein vor dem neuen Unmenschen, der sich uns als sympathischer Forscher nahen wird, als der 'Mann in Weiss', dem heute so viel Vertrauen entgegengebracht wird, in dessen Kleid aber auch viel Unheil, mindestens der Möglichkeit nach, vorbereitet wird."[310] Der deutsche Naturwissenschaftler Johannes Hemleben unternahm es 1978 in seinem Buch "Das haben wir nicht gewollt - Sinn und Tragik der Naturwissenschaft" den fatalen Entwicklungsgang einer sich zunehmend verselbständigenden Wissenschaft u.a. anhand zahlreicher biographi-

scher Skizzen grosser Wissenschaftler von Nikolaus Kopernikus bis zu Gregor Mendel aufzuzeigen. Im Vorwort schreibt Hemleben:
"Da es kein ernstzunehmendes 'Zurück zur Natur' gibt, setzen sich die meisten Menschen über die aufgetauchten Bedenken hinweg: 'Da man an allem doch nichts ändern kann, muss man damit leben.' Ernster nehmen es alle die Gruppen und Einzelnen, welche sich heute schon zu kräftigen Organisationen des 'Umweltschutzes' zusammengeschlossen haben. Deren Bestreben gilt es zu unterstützen und auszuweiten."[311]
So gibt es mittlerweile zahlreiche Arbeitsgruppen, die sorgfältige Materialien zur eigenständigen Urteilsbildung erarbeitet haben, wie etwa das Louis-Bolk-Institut in Driebergen/Holland[312], der Arbeitskreis für Ernährungsforschung Bad-Liebenzell-Unterlengenhardt[313], oder die Arbeitsgruppe Gentechnologie in der Schweiz[314], die Vereinigung Ärztinnen und Ärzte für Umweltschutz[315] oder das "International Forum for Genetic Engineering" der Naturwissenschaftlichen Sektion am Goetheanum in Dornach. Eine kritische Übersicht über die vielfältigen von der Gentechnik angesprochenen Problemkreise geben die Bücher "Zeitbombe Gentechnik" von Wolfgang Hingst[316] und "Exploding the Gene Myth" von Ruth Hubbard und Elijah Wald[317].

5.1. Die Verheissungen der Gentechnik

Die Gentechnik weckt kühne Hoffnungen und verspricht gewaltige Fortschritte: Schädlingsresistente Nutzpflanzen und leistungsfähigere Tiere - damit die Bewältigung des Welthungers, neue Mikroorganismen zur Lösung des Müll- und Sondermüllproblems, und vor allem auch grossartige Durchbrüche im medizinischen Bereich: "Morgen ohne Krebs", "Ja ohne AIDS", "Damit die zerstörerischen Krankheitserreger nicht heimlich ihr Werk fortsetzen können."[318]

Die Gentechnik kann als konsequente Weiterentwicklung und vorläufige Kulmination des naturwissenschaftlichen Reduktionismus der letzten zwei Jahrhunderte verstanden werden. In der Mitte des 19.Jahrhunderts publizierte Rudolf Virchow seine berühmte "Cellularpathologie", worin er die Sicht des lebenden Organismus wesentlich auf die einzelne Zelle reduzierte, welche im Gefolge der Fortschritte der Mikroskopie ins Zentrum des Forschungsinteresses gerückt war. Indem Mensch, Tier, Pflanze, aber auch Bakterien gleichermassen aus Zellen aufgebaut sind, bedeutete diese Reduktion bereits eine Anbahnung jener Gleichschaltung, die uns heute bei der Verwischung der Artengrenze als grundlegendes Problem wieder entgegentritt. Zur gleichen Zeit führte im Brünner Augustinerkloster Gregor Mendel seine Kreuzungsversuche an Erbsen und Bohnen durch, welche zur Entdeckung der grundlegenden Vererbungsgesetze führten. Mendel sprach noch von unbestimmten "Zellfaktoren", welche die vererbten Merkmale einer Pflanze festlegen. Alsbald entdeckte man aber im Zellkern die "Chromosomen" ("Farbkörperchen") als Träger der Erbsubstanz, für welche kurz nach der Jahrhundertwende der Begriff der "Gene" eingeführt wurde. Der Mensch hat 23 Chromosomen-Paare mit 50-100'000 Genen. Bei Tieren und Pflanzen sind Chromosom- und Genbestand sehr verschieden. Bakterien haben 3-5000 Gene, und Viren bestehen aus wenigen Genen in einer Eiweisshülle. Und schliesslich führte dann die inzwischen verfeinerte molekulare Untersuchung der Chromosomen in der Mitte unseres Jahrhunderts zur Entdekkung der "DNS" (Desoxyribonukleinsäure), deren Doppelspiral-Struktur eine weltweite Faszination auslöste. Den beiden Entdeckern James Watson und Francis Crick wurde nicht weniger als die Lüftung des Geheimnisses des Lebens schlechthin zugeschrieben. Und 1973 gelang es dann Cohen und Boyer erstmals, künstlich hergestelle DNS in Bakterien einzuschleusen, die bei der Bakterienteilung weitervererbt werden.

Damit war - auf dem Boden des "zentralen Dogmas der Genetik"[319] - die Gentechnik aus der Taufe gehoben. Dieses Dogma besagt, dass sowohl die Struktur als auch die Funktionen aller Zelleiweisse durch die DNS exakt festgelegt sind. Die DNS trägt in dieser Sicht alle für Aufbau und Funktion der Eiweisse notwendigen Informationen. Die Information fliesst ausschliesslich von den Chromosomen zu den Zelleiweissen und damit zu den Geweben, Organen, Organismen. Bei der Verdoppelung der DNS im Rahmen der Zellteilung wird nach bestimmten Gesetzen ein genau identischer Gensatz an die Tochterzellen weitergegeben. Bakterien, Pilze, Pflanzen, Tiere und Menschen sind gleichermassen durch ihre Gene festgelegt. Auf der Grundlage dieses "genetischen Determinismus" will die Genmanipulation durch gezielte Eingriffe an der DNS bestimmte Veränderungen von Art und Funktion der Zelleiweisse bewirken.

Damit wurden auch in der Medizin völlig neuartige Technologien ermöglicht.[320] Mittels neu zusammengesetzter DNS können etwa in Bakterien oder Hefepilzen "rekombinante Proteine" in relativ reiner Form und in grossen Mengen hergestellt werden. So kann z.B. das Insulin, welches viele Zuckerkranke vital benötigen, heute gentechnisch hergestellt werden. Seit 1921 wurde das Insulin aus den Bauchspeicheldrüsen frisch geschlachteter Rinder und Schweine hergestellt; 1977 gelang die Herstellung des ersten "Humaninsulins": Bakterien erhielten den Abschnitt menschlicher DNS eingepflanzt, welcher für die Synthese des Insulins verantwortlich ist, und konnten dazu gebracht werden, in der Bakterienkultur nun Insulin zu produzieren. Auf ähnliche Art können heute Impfstoffe hergestellt werden, z.B. gegen Hepatitis-B, einer Art der infektiösen Leberentzündung. In diesem Falle werden Kulturen von Hefepilzen mit einem Gen der Hepatitis-Viren infiziert, welches die Information für den Aufbau eines Virus-Oberflächen-Eiweisses trägt. Dank dieser Methode stehen heute Hepatitis-Impfstoffe in beliebigen Mengen zur Verfügung. Die Gentechnik ermöglicht auch die Herstellung von solchen rekombinanten Eiweissen zur Diagnostik von genetischen Krankheitsveranlagungen oder von Infektionen. Eine der modernsten Methoden, die "Polymerasenkettenreaktion" (s.S. 64), kann z.B. die geringsten Spuren einer Infektion mit HI-Viren oder Hepatitis-Viren nachweisen. Einen weiteren Bereich der medizinischen Gentechnik stellt die sogenannte "somatische Gentherapie" dar. Dabei werden "defekte" tierische oder menschliche Gene im Labor korrigiert und in die Körperzellen von Tier oder Mensch zurückgeschleust. Diese Manipulation ist in einigen Fällen der sogenannten "ADA-Defizienz" (Adenosin-Desaminase-Fehlbildung) bereits gelungen. Dabei handelt es sich um einen extrem seltenen Gendefekt, welcher die normale Entwicklung des Immunsystems verhindert; die Kinder können nur in einer künstlich sterilen Umgebung überleben. Durch die somatische Gentherapie erhofft man sich neue Behandlungsmöglichkeiten auch von häufigeren Erbkrankheiten wie etwa der Zystischen Fibrose. Wird der gleiche Eingriff an den für die Fortpflanzung verantwortlichen Keimzellen vorgenommen, so spricht man von "Keimbahn-Gentherapie". Weil sich Manipulationen der Keimzellen auf Generationen hin auswirken werden, hatten die meisten Forscher bisher noch eine gewisse Scheu davor, aber es ist abzusehen, dass auch diese Schranke in nächster Zeit fallen wird.

Wie wir sehen werden, ist die ursprüngliche Euphorie längst durch die Realität in der Praxis eingeholt worden. Dessenungeachtet liefen die Heilsverkündigungen 1996 in der Schweiz in Zeitungsinseraten und auf Plakaten weiter, auf welchen die Genforschung "für Bluter", gegen "plötzlichen Herztod" oder gegen "angeborene Krankheiten"[321] antrat. Wir sind also sozusagen auf dem Weg zur totalen Gesundheit, und die Gentechnik verspricht die endgültige Lösung der grundlegenden Fragen des Lebens überhaupt. In den USA läuft das gigantische Projekt "HUGO" (Human Genom Project), welches innert 15-25 Jahren die gesamten 100'000 Gene des Menschen erfassen und kartieren will.[322] James Watson, der Entdecker der DNS-Doppelhelix, ehemaliger Direktor dieses Projektes, sieht darin die grösste Errungenschaft aller Zeiten: "Nie wird der Menschheit eine wichtigere Reihe von Lehrbüchern zur Verfügung gestellt werden."[323] Eine bemerkenswerte Erscheinung der Genforschung besteht darin, dass sie mit ungewöhnlich viel Werbung einhergeht. So setzt beispielsweise das Biotechnologie-Forschungsprogramm der EU im Budget 1994-1998 einen Betrag von 44 Millionen Ecu zur Herstellung der "sozialen Akzeptanz" ihrer Forschungen ein.[324]

5.2. Die neue Furcht

Trotz solcher Verheissungen herrschen in breiten Bevölkerungskreisen Skepsis, Misstrauen, Unbehagen und Angst. Natürlich gab es den wissenschaftlichen Fortschritten gegenüber immer schon Ängste. Bei der Gentechnik hat die Angst aber eine neue Dimension angenommen. Der Basler Philosoph Hans Saner wies 1994 in einem Interview darauf hin, dass die Ablehnung der Gentechnik zu tun habe "mit einer neu hinzukommenden Angst, dass der technische Zugriff auf den Nukleus des Lebens selbst, auf den Zellkern, zu grosse Gefahren mit sich bringt".[325] Wir spüren, es wird in der Wissenschaft immer enger. Der Reduktionismus, welcher in der Physik zur Entdeckung des Atomkernes führte, leitet in der Biologie zum Zellkern. Erwin Chargaff, der als Professor für Biochemie an der Columbia-Universität in New York zahlreiche bedeutende wissenschaftliche Auszeichnungen erhielt, strich die Parallele zwischen der Gentechnik und der Atomphysik folgendermassen hervor:
"Die überwiegende Rolle, die die Naturwissenschaften in der Entfremdung der Menschheit von der Natur, also von der Wirklichkeit aller Wirklichkeiten, gespielt haben, ist vielleicht nicht allgemein anerkannt. Da dieser Vorgang sich zu meinen Lebzeiten, als ich selbst an der Naturforschung beteiligt war, ereignete, bin ich seiner besonders dringlich bewusst geworden. Das Erscheinen einer deutlichen Verwerfungslinie, wenn ich sie so nennen darf, kann sogar datiert werden: Es war der Zweite Weltkrieg und die darauf folgenden zehn oder fünfzehn Jahre. Ich glaube, dass es die Atomspaltung und die Atombombe waren, die den ersten gewaltigen Anstoss zu dieser gleichsam tektonischen Verschiebung gaben. Gebührlicherweise machte die Physik, die Mutter der exakten Wissenschaften, den Anfang. Dann kam die Biologie, besonders mit der Misshandlung des Zellkerns und des genetischen Apparats, in mässigem Abstand gefolgt von den anderen Naturwissenschaften. Nur wenigen Wissenschaften gelang es, die Unschuld der Kleinheit und der Unschädlichkeit zu bewahren."[326] Und Chargaff weist darauf hin, dass auch die Wissenschaftler des "Manhattan-Projekts", des ersten Atombombenprogramms, ihren Forschungen sehr euphorisch gegenüberstanden.[327]

Tatsächlich sind auch die Forschungsstätten der Biotechniker mit jenen der Atomtechniker weitgehend vergleichbar. Das mag aus einer Beschreibung des schweizerischen Instituts für Viruskrankheiten und Immunprophylaxe (IVI) hervorgehen, welches sich in Mittelhäusern in gleicher Distanz von Bern wie weiter westlich das Atomkraftwerk Mühleberg befindet:
"Da auch unwahrscheinlichste Störfälle einkalkuliert werden müssen, erforderte dies eine Hochsicherheitsbauweise mit doppeltem Containment (Box in Box-Prinzip). Die Tierstallungen, das heisst, die höchstkontaminierten Räume,

grenzen nie an die äussere Gebäudehülle. Labor- und Tiertrakt sind gas- und wasserdicht. Alle Räume befinden sich in verschiedenen Unterdruckstufen. (...) Das äussere Containment, eine baulich absolut dichte Hülle, bildet die eigentliche physikalische Barriere zur Aussenwelt unter strikter Kontrolle sämtlicher Materialflüsse: Die Luft wird doppelt gefiltert, Abfall und Abwasser werden sterilisiert, feste Körper werden autoklaviert. Die Versuchstiere verlassen das Gebäude nach der Schlachtung nur pulverisiert und sterilisiert."[328]
Man sucht die absolute "Biosicherheit" und übersieht dabei, dass nur der Tod todsicher ist.

Ähnlich den internationalen Gremien zur Erfassung und "Kontrolle" von atomaren Störfällen gibt es heute weltweit staatliche und parastaatliche Organisationen, die sich um Richtlinien zur Aufrechterhaltung der "Biosicherheit" bemühen.[329] Eines der Hauptprobleme für die Medizin ist dabei die Antibiotika-Resistenz: Vielen gentechnische veränderten Organismen werden heute - oft nur zur Markierung - Antibiotika-Resistenz-Gene eingepflanzt. Selbst wenn solche Oganismen nur kurze Zeit überleben, kann es zur Übertragung der Antibiotika-Resistenz auf andere Organismen kommen.[330,331] Und in gleicher Weise können andere Merkmale übertragen werden. Man spricht dabei von "horizontalem Gen-Transfer", dessen Folgen unabsehbar sind. So treten z.B. seit 1982 in den Industrieländern zunehmend schwere Epidemien mit veränderten Stämmen des Escherichia coli-Bakteriums auf, welches früher als normales Darmbakterium völlig harmlos war.[332,333,334] Die weltweit zunehmende Antibiotika-Resistenz zahlreicher Krankheitserreger, welche die WHO 1996 nebst dem Auftauchen neuer Krankheiten zu einem der bedrohlichsten Gesundheitsprobleme erklärt hat,[335] wird im Allgemeinen auf den exzessiven und unsachgemässen Einsatz dieser Mittel zurückgeführt (s.S. 101f.). Aber wissen wir, ob nicht auch gentechnische Eingriffe dazu beigetragen haben? Seltsamerweise wurden die beiden Entwicklungen: zunehmende Manipulation an Viren, Bakterien und Pilzen einerseits und Auftreten von neuen Infektionskrankheiten andererseits, von den Forschern bisher nur selten miteinander in Zusammenhang gebracht; ich fühle mich dabei unerbittlich an den "Zauberlehrling" von Goethe erinnert: "Die ich rief, die Geister, werd' ich nun nicht los".

Die biologische Forschung hat sich also immer mehr vom Umfeld hin zum Punkt bewegt, von der Gesamtheit des Organismus mit vielfachen Umweltbezügen hin zum Zellkern, zum Chromosom, zum Gen, zur DNS. Aber dort, wo sie den Kern des Lebens suchte, findet sie Leblosigkeit! Das kommt nirgends so klar zum Ausdruck wie in der neuen Begrifflichkeit, welche im Zuge dieses Einengungsprozesses aufgetreten ist: man spricht jetzt von "Biotechnologie", "Biomedizin", "Biosicherheit" und "Bioethik". Tatsächlich hat die Biotechnologie das Leben aus den Augen verloren. Betrachten wir einmal die wichtigsten Laborschritte bei der Herstellung eines gentechnischen Produktes. Zunächst werden einzelne Körperzellen oder Einzeller oder Bakterien isoliert und in möglichst reiner Form kultiviert. Daraufhin folgt die sogenannte "Klonierung", das bedeutet die Züchtung von einheitlichen Antigen-Determinanten, schliesslich die genetische Manipulation. Die Grundlagen dieser Labortechniken können symbolisch gesehen werden für die Entwicklung unseres Soziallebens schlechthin: Isolation, also Verlust des Bezuges zu Welt und Umwelt; Gleichschaltung, das heisst Verlust der individuellen Differenzierung und Entwicklung, und Manipulation, das heisst Beherrschbarkeit und Verlust der Freiheit. Der direkte Bezug zum Leben geht dabei schon im ersten Schritt verloren.

Dieser Reduktionismus hat sowohl eine räumliche als auch eine zeitliche Dimension. In räumlicher Hinsicht findet eine Reduktion des Menschen auf seine molekularen Bausteine statt. Eine derartige Betrachtungsweise hat den Organismus als systemisches Gebilde aus den Augen verloren und konzentriert sich auf isolierte, vom Umfeld losgelöste Einzelteile. Der Mensch wird hier nicht mehr als beseeltes Wesen verstanden, sondern viel mehr als ein von Bausteinen zusammengesetzter Organismus, der unter Umständen nicht einmal mehr über die Verfügbarkeit seiner Organbestandteile alleine entscheiden kann.[336] Die ungeheure Problematik dieser Optik kann auch an folgendem Beispiel verdeutlicht werden: 1995 wurde beim Internationalen Patentamt ein Antrag auf Patentierung eines Gens der Bevölkerung von Limone am Gardasee eingereicht. Forscher hatten herausgefunden, dass dieses Gen vor Herzkreislaufkrankheiten schütze. Weil nur noch 38 Erbträger in diesem Dorf leben, wird nun versucht, diese durch die Patentierung für eine allfällige industrielle Nutzung "sicherzustellen".[337] Das bedeutet den Versuch, ein Gen rechtlich soweit von seinem Träger abzulösen, dass es patentierbar wird.

In analoger Weise führt dieser Reduktionismus in zeitlicher Hinsicht vom Zeit*raum* zum Zeit*punkt* damit zur Negierung des Entwicklungsgedankens. Die Erkenntnis der grundlegenden Fähigkeit alles Lebendigen zur Entwicklung, zur Verwandlung, zur Metamorphose gehört eigentlich zu den bedeutsamsten Errungenschaften der neueren Kulturentwicklung. Nun wird diese Sicht des Prozesshaften abgelöst durch die Festlegung von Zeitpunkten, Zäsuren, Terminen. Die Gemächlichkeit, welche aller organischen Entwicklung innewohnt, wird abgelöst durch Hast und Eile. Auch Geburt und Tod werden lediglich als zeitliche Fixpunkte gesehen, die es - beispielsweise für die Zulassung von Manipulationen am Embryo oder der Organentnahme bei Hirntoten zu definieren gilt.[338]

Auf der Basis einer derart reduktionistischen Sichtweise wird nicht nur das Handeln, sondern auch das Denken der Menschen eingeengt. Man spricht in der Gentechnik von einem "DNS-Denken" (s.S. 99). Ein solches Denken birgt die Gefahr des Wirklichkeitsverlustes und führt leicht dazu, dass der Mensch durch reale oder vermeintliche Bedrohungen beherrschbar wird.

5.3. Ernüchterung

Es darf nicht übersehen werden, dass die anfänglich euphorischen Verheissungen der Gentechnik bei allen kritischen Forschern längst einer erheblichen Ernüchterung gewichen sind. So warnte der Zürcher Forscher Professor Rolf Zinkernagel, der 1996 für seine grundlegenden Erkenntnisse über die zelluläre Immunabwehr gegen Virusinfektionen den Nobelpreis für Medizin erhielt, bereits 1991 vor unkritischer Einführung gentechnischer Methoden in die Medizin.[339] Zinkernagel hatte mit seiner Forschungsgruppe bei Impfversuchen an Mäusen überraschend festgestellt, dass neue, gentechnisch hergestellte Impfstoffe im Gegensatz zu den herkömmlichen Vakzinen das Gleichgewicht zwischen Virus und Immunabwehr so ungünstig beeinflussen können, dass eine Krankheit verstärkt statt abgeschwächt wird.[340] Diese „paradoxe Reaktion" bestand darin, dass die geimpften Mäuse bei Infektion mit den Viren zum Teil heftiger erkrankten und zum Teil sehr rasch starben. "Eine solche immunpathologische Schädigung ... kann demnach eine unerwünschte Folge der Impfung mit den neuen Typen von Peptid- oder rekombinanten Impfstoffen sein", mahnt Zinkernagel.

So zeigt sich, dass das Leben unendlich viel grösser und vielfältiger ist als dies der genetische Determinismus wahrhaben will. Gleichzeitig sind die Enttäuschungen im praktischen Felde so gross, dass auch daraus eine Veranlassung zum erneuten Umdenken gegeben ist. Das sei im Folgenden an drei Beispielen aus meiner eigenen Arztpraxis aufgezeigt.

5.3.1 "Human"-Insulin

Vor etlichen Jahren zog eine Familie in unser Dorf, welche bei Krankheiten in unsere Praxis kam. So konsultierte mich der Vater einige Male wegen Asthma und Lungenentzündungen. Dabei erfuhr ich, dass er des weiteren einen Diabetes hatte, den er aber weitgehend selbständig kontrollierte und mit Insulin behandelte, so dass er dazu seit Jahren keinen Arzt mehr gebraucht hatte. Eines Tages wurde ich von seiner Frau notfallmässig gerufen. Ihr Mann war wegen eines "Hypos", einer Unterzuckerung, plötzlich bewusstlos geworden. Nach einer sofortigen intravenösen Einspritzung von Zucker erholte er sich jedoch rasch, und bald, so meinte er, hatte er seine Situation wieder "im Griff". Allein: ich wurde in den folgenden Monaten mehrmals wieder gerufen. Jedesmal war der Patient ohne Voranzeichen plötzlich in den Zustand der Unterzuckerung abgerutscht, obschon er seine Behandlung auf das Sorgfältigste kontrollierte. Einmal war er nicht ganz bewusstlos, sondern hockte wie entrückt auf dem Bettrand. Niemand durfte ihm zu nahe treten, so dass auch die Verabreichung der notwendigen Zuckerspritze unmöglich war. Ganz vorsichtig konnte ihm seine Frau jedoch ein Stück Zucker auf dem Teppich in seine Reichweite schieben, und schliesslich brachte sie ihn mit Zuspruch so weit, sich den Zukker in den Mund zu schieben. Damit war er ein weiteres Mal gerettet. Meine Abklärungen ergaben, dass dieser Patient anlässlich der Einführung des gentechnischen Insulins in der Apotheke auf das neue Produkt umgestellt worden war. Mittlerweile war die Gefahr der unbemerkten Hypoglykämie (Unterzuckerung) bekannt geworden (s.u.). So stellte der Patient wieder auf das altbewährte Tierinsulin um und lebt seither beschwerdefrei.

Die unverhofften Nebenwirkungen des gentechnischen Insulins können als symptomatisch für die Problematik der Gentechnologie gesehen werden: ein bewährtes Medikament wird unnötigerweise in die gentechnische Produktion übergeführt und erweist sich in der Folge überraschenderweise als gefährlich. Dieselbe Erfahrung musste zum Beispiel beim Schlafmittel "L-Tryptophan" gemacht werden: Tryptophan ist eine natürlich vorkommende Aminosäure (Eiweiss-Bestandteil), welche heute als Zusatz zu gewissen Lebensmitteln, vor allem aber als Medikament gegen Schlaflosigkeit und Depression verwendet wird. 1989 bis 1991 erkrankten in den USA über 1500 und in Deutschland plötzlich über 500 Personen an einem potentiell tödlich verlaufenden "Eosinophilie-Myalgie-Syndrom" mit Schädigungen von Muskel- und Bindegewebe.[341] Als Ursache erwies sich das Medikament L-Tryptophan eines japanischen Herstellers, der kurz vorher auf die Produktion mit genmanipulierten Bakterien umgestellt hatte.[342] Unerwarteterweise hatte die gentechnische Herstellung zu giftigen Begleitprodukten geführt, welche zu schweren Schäden im Bindegewebe führen.[343]

Wie erwähnt, kann das Insulin seit 1977 gentechnisch aus Bakterien hergestellt werden, denen ein menschlicher Genabschnitt eingepflanzt wurde. Die Bezeichnung "Human"-Insulin ist dabei irreführend, es handelt sich vielmehr um ein bakterielles Produkt. Die entscheidenden Vorteile der gentechnischen Herstellung sah man in der Möglichkeit zur Produktion beliebig grosser Mengen und in der grösseren Reinheit und damit grösseren Sicherheit des "Human"-Insulins. Die Mengen des tierischen Insulins waren jedoch z.B. in der Schweiz völlig genügend. Pro Jahr werden hierzulande nicht weniger als 3 Mio. Schweine geschlachtet, was eine ausreichende Gewinnung von Bauchspeicheldrüsen-Extrakt erlaubt. Gentechnisch gewonnenes Insulin ist nicht nachgewiesenermassen reiner als das herkömmliche tierische Insulin. Vor allem aber erwies sich die erhoffte Sicherheit bezüglich der Effizienz des Gentech-Insulins als Illusion. So hat der Berner Diabetes-Spezialist Professor Arthur Teuscher in mehreren Untersuchungen festgestellt, dass seit der Einführung des "Human"-Insulins das Hypoglykämie-Syndrom offenbar zugenommen hat.[344,345,346] Diese Beobachtung wurde auch in anderen Ländern gemacht. So trägt der Pakkungsprospekt in den USA eine Warnung, welche von der Kontrollbehörde obligatorisch in Fettdruck verlangt wurde: "Einige Patientinnen und Patienten berichteten nach der Umstellung von Insulin tierischen Ursprungs auf Humaninsulin, dass bei Hypoglykämie-Reaktionen die Frühwarnsymptome weniger deutlich oder unterschiedlich auftraten im Vergleich mit ihrem früheren Insulin".[347] Das "Human"-Insulin wird auch mit dem sogenannten "Tot-im-Bett-Syndrom" in Zusammenhang gebracht. Bisher wurden etwa 50 jüngere, insulinabhängige Diabetiker, die bei nachweisbar guter Gesundheit schlafen gingen, später tot im Bett aufgefunden. Die Autopsie blieb jeweils ohne Befund und auch der Nachweis von Alkohol oder Drogen fiel jeweils negativ aus.[348,349,350]

Obschon bis 1996 keine einzige Studie vorlag, welche den Vorteil des "Human"-Insulins in der Behandlung des Diabetes belegen würde, wurde das altbewährte „natürliche“ Insulin, wie erwähnt, weitgehend vom Markt genommen. Der Patient hat also nicht mehr die Möglichkeit frei zu entscheiden, welches Produkt er aufgrund der ihm zugänglichen Informationen wählen will. Betroffene haben in dieser Situation die "Patientenbewegung zur Erhaltung des natürlichen Insulins" gegründet[351] und engagierte Diabetes-Forscher aus acht Ländern eine Strategie zur wissenschaftlichen Unterstützung dieses Anliegens entworfen.[352]

5.3.2 Hepatitis-B-Impfung

Seit zwei Jahren erhalte ich Telefonanrufe aus Südtirol. Italien hatte 1992 unter anderem die Hepatitis-B-Impfung für Kinder als obligatorisch erklärt, die deutschstämmige Bevölkerung begann sich jedoch gegen den zunehmenden Impfzwang zu wehren. Weil ich schon früher kritische Gedanken zu den Kinderimpfungen publiziert hatte (s.S. 31ff.), wurde ich jetzt von besorgten Eltern um Hilfe gebeten. Tatsächlich hörten sich die Berichte bedenklich an. Ein Kor-

respondent der Zeitschrift "Südtiroler Profil" beschrieb 1995 die Situation in einem Leitartikel unter dem Titel "Die Impfdiktatur" folgendermassen:
"Ein Gespenst geht um in den Arztpraxen und Krankenhäusern, und kaum einer wagt es zu benennen. Fast scheint es, als ob eine heimliche Absprache darüber bestünde, das Thema auszuklammern: der von Tag zu Tag stärker werdende Widerstand gegen den Impfzwang. (...) Die Eltern haben es mit dem Alptraum eines ängstlichen Funktionärsapparates zu tun, der nichts mehr fürchtet als mündige Bürger, die mitentscheiden wollen, was für ihre Kinder gesund ist. Das ist der eigentliche Kern der Frage. Die rüden Methoden, mit denen der Impfzwang durchgesetzt wird, kommen einer Diktatur gleich. Impfunwillige werden von linientreuen Schulmedizinern als Trottel hingestellt, Ärzte, die Impfbefreiungen ausstellen, müssen mit Sanktionen der Kammer rechnen, Schuldirektoren lassen aus Angst vor dem Hygieneamt jedes menschliche Gespür fahren, die bürokratischen Schikanen, die besorgte Eltern auf sich nehmen müssen, sind schlicht skandalös. Ein dichtes Netz aus Vorschriften und Kontrollmechanimsen liegt über dem Land."[353]
Worum geht es bei dieser Kontroverse? Die Hepatitis-B (HBV) ist eine Art von infektiöser Leberentzündung, welche vorwiegend durch Drogen und sexuelle Kontakte übertragen wird und in eine gefährliche chronische Form übergehen kann. Seit langem gibt es Impfstoffe gegen HBV, welche aus dem Blut erkrankter Personen gewonnen wurden. 1982 erklärte die WHO diese Impfstoffe als sicher und ohne jegliches Risiko der Übertragung infektiöser Agentien.[354] Seit 1981 können diese Impfstoffe gentechnisch in gereinigten Hefezell-Lösungen hergestellt werden. Als Vorteile werden wiederum die Möglichkeit der Herstellung grösserer Mengen und höhere Sicherheit angepriesen.[355,356] Gerade die Herstellung beliebiger Mengen führte jetzt zum Problem. Die frühere gezielte Impfung von besonderen Risikogruppen wurde abgelöst durch die generelle Durchimpfung aller Kinder, was beispielsweise von den Eltern in Südtirol als unverhältnismässig empfunden wird.

Die Schweiz war bei Drucklegung dieses Buches eben daran, die routinemässige Impfung aller Kinder gegen Hepatitis-B einzuführen, obschon diese Krankheit in unserem Land sehr viel seltener vorkommt als etwa in Italien. Dem Bundesamt für Gesundheit (BAG) werden jährlich etwa 250 akute Hepatitis-B-Fälle gemeldet. Davon heilen über 90% folgenlos aus, während etwa 7% in die problematische chronische Form übergehen, welche zu schweren Leberschäden führen kann. Ein Drittel der Fälle sind Ausländer, welche durch die Frühimpfung bei den Schweizer Kindern nicht geschützt werden können, umgekehrt werden die gefährlichen Ansteckungen bei Geburt (20-70 pro Jahr) bereits durch die gezielte Impfung erfasst. Die chronischen HBV-Fälle, welche man verhindern möchte, sind also bereits relativ selten geworden. Damit eine

Durchimpfung von jährlich 80'000 Kindern effizient wäre, müsste die HBV-Impfung extrem zuverlässig und sicher sein. Beides ist jedoch nicht der Fall. 5-10% der Geimpften bauen keinen Immunschutz auf (sogenannte "primäre Impfversager" oder "non-responder").[357,358] Über die Dauerhaftigkeit des Impfschutzes ist noch wenig bekannt. Damit eine Impfung im Kindesalter sinnvoll wäre, müssten die Impfstoffe eine verbürgte Wirksamkeit über 15-30 Jahre haben. Tatsächlich gab der schweizerische Hersteller 1996 aber nur eine Schutzdauer von 3-5 Jahren an.[359] Die gentechnischen HBV-Impfstoffe gelten allgemein als sehr sicher. Diese Gewissheit wird aber durch zunehmende Meldungen von Impfkomplikationen heute in Frage gestellt. Die ernsthaften Nebenwirkungen scheinen durch eine Störung im Immunsystem bedingt zu sein. So schreibt das deutsche Impfkomplikationen-Kompendium: "Aus heutiger Sicht handelt es sich bei derartigen Komplikationen um ein weitgehend immunologisches Geschehen, bei dem bei vorhandener Bereitschaft viele verschiedene Stimuli eine Erkrankung auslösen können."[360] Gemeldet werden einerseits Erkrankungen des Nervensystems, von Lähmungen einzelner Nerven bis hin zur Multiplen Sklerose,[361,362] andererseits Fälle von jugendlichem Diabetes. In Neu Seeland stieg die Häufigkeit des Diabetes im Gefolge der 1988 eingeführten HBV-Durchimpfung um 60% an.[363] Die wichtigsten Bedenken gegenüber einer unkritischen HBV-Impfkampagne betreffen jedoch die längerfristigen Auswirkungen, gibt es doch noch kaum Untersuchungen zur Nachhaltigkeit eines solchen Eingriffes (vgl. S. 37). Immerhin hat die HBV-Impfung in Italien bereits zu gefährlichen Virusmutationen geführt.[364]

Bei allen Impfkomplikationen besteht grundsätzlich das Problem des sogenannten "Underreportings"; nur ein Bruchteil der effektiven Impfnebenwirkungen werden erfasst (s.S. 47f.). So schreiben die amerikanischen Centers for Disease Control (CDC) in einem Überwachungsbericht zur Häufigkeit von Impfkomplikationen: "Das Erfassungssystem erhält wahrscheinlich nur einen Bruchteil potentieller Fallmeldungen. Das wahre Ausmass des 'Underreportings' ist unbekannt."[365] Moderne Erfassungsmethoden, welche z.B. Spitaleintritts-Diagnosen mit den Impfausweisen vergleichen, haben denn auch gezeigt, dass schwere Impfkomplikationen bis fünfmal häufiger sind als bisher angenommen.[366]

5.3.3 Zystische Fibrose

1992 kam die Mutter eines einjährigen Buben mit Zystischer Fibrose in unsere Praxis. Die Zystische Fibrose (Cystic Fibrosis, CF, auch Mukoviszidose genannt) ist eine der häufigsten Erbkrankheiten. In der Schweiz werden pro Jahr

30-60 Kinder mit CF geboren. Aufgrund eines genetischen Defektes ist bei diesen Kindern der Chlorid-Transport der Zellmembranen gestört, was sich einerseits in Störungen der Verdauung, andererseits aber vor allem durch Schleimstauungen in den Bronchien auswirkt, so dass es immer wieder zu Bronchial- und Lungenentzündungen kommt. Dank sorgfältigster medizinischer Begleitung dieser Kinder ist ihre Lebenserwartung in den letzten Jahren stark angestiegen. Erreichten sie früher nur höchst selten das 20. Lebensjahr, so beträgt ihre mittlere Lebenserwartung heute bereits 30 Jahre.[367]

Auch der oben genannte Bub entwickelte sich eigentlich erfreulich, hatte aber oft Entzündungen der Bronchien, und es war unumgänglich, dass er immer wieder Antibiotika brauchte. Zusätzlich versuchten wir seine Konstitution und sein Immunsystem mit homöopathischen Mitteln zu stärken. Die Eltern hatten sich unterdessen intensiv mit der Krankheit ihres Kindes befasst und auch die Publikationen der Pharmaindustrie verfolgt. Darin wurde oft von neuen gentechnischen Errungenschaften berichtet, welche auf eine "Heilung der Mukoviszidose" durch eine somatische Gentherapie abzielen. Dabei sollen mit dem gesunden Gen bestückte Viren den Lungen zugeführt werden, womit man sich eine verbesserte Funktion der Lungen erhofft. Gleichzeitig priesen diese Zeitschriften ein bereits vorhandenes gentechnisch hergestelltes Medikament, dessen Wirkung sich aber darauf beschränkt, in gewissen Fällen eine minimale Verflüssigung des zähen Bronchialschleims zu bewirken.[368] So erhielt auch diese Familie den Eindruck, dass die medizinische Forschung die Zystische Fibrose bald im Griff hätte, und sie entschloss sich zu einem zweiten Kind. Schon bald nach der Geburt wurde klar, dass dieses - ein Mädchen - noch grössere krankheitsbedingte Probleme hatte als sein älterer Bruder. Gleichzeitig erfuhren die Eltern an der Generalversammlung der schweizerischen Gesellschaft für Zystische Fibrose am 29. März 1996, dass in absehbarer Zeit keine neuen Medikamente für diese Krankheit zu erwarten sind. "In allernächster Zukunft sind gentherapeutische Versuche, um Patienten zu heilen oder deren Symptome zu lindern, noch nicht möglich. (...) Die Gentherapie dürfte alle Chancen haben, sich zu einer Therapie weiterzuentwickeln, aber noch mindestens ein weiteres Jahrzehnt dürfte bis zu ihrer direkten Applikation verstreichen. Sie wird jedenfalls niemals fähig sein, eine durch Infektionen geschädigte Lunge heilend wiederherstellen zu können."[369]

So erweist sich die Wirklichkeit als weit widerspenstiger als enthusiastische Technologen das erwartet hatten. Zwar gibt es hoffnungsvolle gentherapeutische Ansätze, aber es wird bereits klar, dass diese eher im Bereich der ohnehin schon technisierten Medizin zu suchen sind (vgl. S. 100). So scheint z.B. gentechnisches Erythropoietin für Dialysepatienten (Kranke an künstlicher Niere) eine Erleichterung zu bringen, weil die Betroffenen dadurch seltener Bluttransfusionen brauchen; andererseits führt Erythropoietin zu potentiell gefährlichen Blutdruckerhöhungen.[370] In ähnlicher Weise kann ein gentechnisch hergestelltes Mittel Nebenwirkungen von Chemotherapien bei Krebskrankheiten mildern, indem es der Abnahme der weissen Blutkörperchen entgegenwirkt.[371] Auch in der Transplantationsmedizin wird die Gentechnologie einen gewissen Stellenwert erlangen. Es ist deshalb sachgemäss, dass moderne Genschutz-Bemühungen wie etwa die schweizerische Genschutz-Initiative solche Forschungen durchaus weiterhin ermöglichen wollen.[372] Die meisten Krankheiten sind aber so vielschichtig veranlagt, bedingt und ausgelöst, dass der Ansatz der Gentechnologie grundsätzlich zu kurz greift. Um so wichtiger ist es, nicht nur auf die tatsächlichen oder vermeintlichen inhaltlichen Fortschritte dieser Forschung zu starren, sondern auf die "Nebengeräusche" zu achten, die indirekten Auswirkungen der Gentechnologie auf Mensch, Tier und Pflanzen.

5.4. Überwindung der Gen-Dogmatik

Die Kritik der Gentechnik setzte in der Vergangenheit zumeist daran an, dass sich die Gentechnik als Wissenschaftszweig zu stark verselbständigt habe und so der gesellschaftlichen Wahrnehmung und Evaluation davongelaufen sei. Man fühlte sich von einer angeblich wertfreien Wissenschaft überrollt und versuchte nun, aus einer defensiven Position heraus eilends noch ethische Leitplanken einzurichten. Parlamente und engagierte Gruppen in der Gesellschaft keuchten hinter dem scheinbar rasanten Fortschritt her und forderten Rückbesinnung und ethische Kommissionen, um die weit gediehene Eigendynamik aufzufangen. Mittlerweile ist klargeworden, dass die Gentechnik bereits von ihren wissenschaftlichen Voraussetzungen her gar nicht stimmt. Es ist gerade die Genetik selber, welche als seriöse Wissenschaft heute aufzeigt, dass der genetische Determinismus längst nicht mehr haltbar ist.

Die Kritik des reduktionistischen "bio"-medizinischen Modells der einseitig bestimmenden Funktion der Gene ist an sich nicht neu. Bereits 1941 entstand das Konzept der "epigenetischen Kontrolle"[373], wobei Umwelt- und Entwicklungsfaktoren eine entscheidende Rolle spielen bei der Genexpression, d.h. bei der Umsetzung der genetischen Information. Diese Sicht der "Epigenese" liegt heute, erweitert durch das Netzwerk-Konzept[374], als umfassende Kritik des genetischen Determinismus vor.[375] Eine ähnliche, systemorientierte Sichtweise wurde in der Entwicklungsbiologie entworfen.[376] Von entscheidender Bedeutung waren in der Folge die Entdeckungen zahlreicher Enzyme (Stoffwechsel-Eiweisse), welche nicht in die einseitige lineare Genexpression von der DNS zum Zelleiweiss eingeordnet werden können, allen voran die Entdeckung der "Reversen Transskriptase" durch Howard Temin und David Baltimore im Jahre 1970, welche 1975 mit dem Nobelpreis gewürdigt wurde. Die Reverse Transskriptase "schreibt" die Information rückwärts vom Zellplasma zur DNS des Zellkerns (s.S. 62) und zeigt damit grundsätzlich auf, dass auch die DNS von ihrer Zellumgebung beeinflusst wird.

Eine weitere Nobelpreisträgerin, Barbara McClintock, entdeckte, dass es "vagabundierende DNS-Abschnitte" (Transposone) gibt, welche je nach ihrer Lokalisation zu einer bestimmten Zeit verschiedene Funktionen übernehmen.[377] Damit wurde grundsätzlich die Abhängigkeit der Genexpression von Raum und Zeit bewiesen. An einem Gentechnologie-Symposium im Oktober 1994 in Bern zeigte die Hamburger Molekularbiologin Professor Regine Kollek in einem Referat mit dem überraschenden Titel "Das Gen - ein diffuses Objekt der Begierde"[378] auf, dass der Begriff des Gens überhaupt durch die neueren Forschungen völlig unklar geworden ist. So gibt es in der DNS neben den Transposonen auch sogenannte "Repetitive Sequenzen", Wiederholungen von Genabschnitten, und "Überlappende Codierungen", deren Funktionen noch wenig geklärt sind. Ferner existieren Gene, welche je nach Artzugehörigkeit ihres Trägers die Bildung völlig verschiedener Eiweisse codieren, so z.B. das Isomerase-Gen "ninA", welches bei der Fruchtfliege ein Enzym zur Regeneration des Augenpigmentes, beim Säugetier jedoch ein solches zur Synthese eines Immuneiweisses bestimmt.[379] Dazu kommt, dass DNS auch ausserhalb des Zellkerns in Zellorganellen vorkommt, bei den Bakterien beispielsweise in sogenannten "Plasmiden", bei den höheren Tieren in den "Mitochondrien", welchen früher nur die Energieerzeugung zugeschrieben wurde.[380] Schliesslich ist die Forschergruppe des Zürcher Molekularbiologen Professor Charles Weissmann bei ihren Untersuchungen der sogenannten Prionen, der mutmasslichen Erreger des Rinderwahnsinns[381] darauf gestossen, dass es sogar genetische Information gibt, die überhaupt nicht auf DNS oder andern Nukleinsäuren basiert.[382,383] "Es handelt sich hier nicht um eine neue Debatte", schreibt der englische Biologe Steven Rose in einem Kommentar in der Zeitschrift "Nature", "eine solche gab es in jeder Generation seit Darwin. (...) Was jedoch neu ist, ist die Art, mit welcher die Mystik der neuen Genetik als Stärkung der reduktionistischen Argumentation gesehen wird."[384]

Gerade die moderne Genetik zeigt also auf, dass die Gene gar nicht die ausschliessliche Bestimmungs- und Kontrollfunktion haben, die man ihnen zugeschrieben hat. Entwicklungsprozesse werden auch in der Sicht einer zeitgemässen Naturwissenschaft in höchst komplexer Weise durch den gesamten Organismus in seiner umfassenden Auseinandersetzung mit seiner Entwicklung und seiner Umgebung geleitet. Damit ist das Geschehen à priori unüberblickbar - und auch nicht gezielt manipulierbar.

Peter Heusser, seit 1995 Dozent für anthroposophische Medizin an der Universität Bern hat schon 1989 vor der Naturforschenden Gesellschaft in Basel aufgezeigt, inwiefern die Gentechnik dem lebendigen Organismus nicht gerecht werden kann:
"Durch das zentrale Dogma der Genetik werden alle Eigenschaften des Lebendigen auf die DNS zurückgeführt, d.h. auf eine Substanz. In ihr sieht man deswegen die 'chemical explanation of life' (Crick 1968). (...) Doch man kann fragen: ergibt sich durch die lückenlose Ausschlüsselung der Genexpression wirklich eine 'chemische', also materielle Erklärung des Eiweisses oder gar des Lebens? Diese Frage kann dann eindeutig beantwortet werden, wenn man sich den Unterschied deutlich macht, der besteht zwischen dem materiellen Informationsträger als solchem und der Information als solcher, die durch den Informationsträger 'codiert' wird. (...) Wer die sichtbaren, materiell vorhandenen Buchstaben und Zeichen in Goethes 'Wilhelm Meister' bloss anschaut und nichts beim Lesen denkt, der kommt nur bis zum Code, aber nicht zur Information, die Goethe übermitteln will. Das Wesentliche am 'Wilhelm Meister' ist aber die Information und nicht der Code, denn die lateinischen Buchstaben im Buch könnten auch durch Blindenschrift oder Morsezeichen oder Computersignale oder andere Zeichen ersetzt werden, ohne dass die Information dadurch im geringsten betroffen wäre! Der Informationsinhalt ist eben etwas ganz anderes als der Informationsträger. Der Informationsinhalt lässt sich nicht aus den Eigenschaften des Informationsträgers ableiten. (...) Die Information als solche wird auf eine ganz andere Weise wahrgenommen als ihr materieller 'Träger'. Dieser ist durch die physischen Sinnesorgane bzw. durch die Vermittlung von Apparaten wahrnehmbar, jene ist nur durch das Denken erfassbar. Information ist nicht, wie ihr Träger, materiell, sie ist ideell. Insofern gibt es keine materielle Erklärung des Lebens."[385]

Die Auswirkungen des "DNS-Denkens" auf Individuum und Gesellschaft hat unter anderen der holländische Arzt Jaap van der Wal vom Louis Bolk Institut in Dreibergen im Buch "Genmanipulation an Pflanze, Tier und Mensch - Grundlagen zur Urteilsbildung" beschrieben:
"Hält man die molekularbiologischen Gesetzmässigkeiten der DNS für grundlegend, so breitet sich das Prinzip einer allgemeinen Gesetzmässigkeit, die eigentlich nur im physikalisch-anorganischen Bereich gültig ist, auf die Ebenen der Pflanzen, der Tiere und des Menschen aus. Leben ist Materie und wird als solche behandelt. Für das augenscheinliche Prinzip der zunehmenden Individualisierung und Verinnerlichung in der genannten Reihe und die allgemeinen

Gesetzmässigkeiten, die dem Individuellen untergeordnet werden, ist dann kein Platz mehr. (...) Das ist die Biologie des Toten, eine wahre 'contradictio in terminis' (Widerspruch im Begriff)."[386]
Gleichermassen wie der Unterschied zwischen Pflanze, Tier und Mensch geht im "DNS-Denken" also der Lebensbezug verloren. Die Gentechnik kann deshalb von ihrem Ansatz her eigentlich keine Heil-mittel, also Lebens-vermittler, hervorbringen. Ihr potentielles Wirkfeld muss grundsätzlich dort gesehen werden, wo es darum geht, technische Massnahmen zu verbessern oder zu unterstützen wie beispielsweise bei der Dialyse, der Chemotherapie und bei Organtransplantation (s.S. 96).

Das "DNS-Denken" verleugnet ferner die Individualität des Menschen. Wie wir gesehen haben, zeigen gerade die modernen Konzepte der Immunologie auf, dass jeder Mensch bis in seine "Leukozyten-Antigene" (s.S. 25) ein einmaliges Individuum ist. Die Übertragung eines Organes von einem Menschen auf einen anderen ist im Prinzip nicht möglich. Wenn Transplantationen heute dennoch machbar sind, so nur dank der Möglichkeit der medikamentösen Immunsuppression. Jegliche genetische Veranlagung kommt im einzelnen Menschen individuell verschieden stark zur Ausprägung, und darin manifestiert sich die individuelle Biographie, welche weit über der genetischen Veranlagung steht.
Verloren geht schliesslich der freie Mensch, und das zeigt den Anachronismus der Gentechnologie am deutlichsten auf. Die Reduktion des Menschen auf seine Erbprägung ist ebenso überholt wie die monokausale Sicht der Krankheitsentstehung durch einen Gendefekt. Tendenziell strebt die Gentechnologie den beherrschbaren Menschen an. Gleich wie Gesundheit und Krankheiten des Menschen als von den Genen beherrscht gesehen werden, so soll die Medizin beherrscht werden von der Gentechnologie.

Es ist unübersehbar, dass die Manipulation der Erbkräfte tatsächlich an eine Schwelle führt. Die deutsche Biologin Christine von Weizsäcker spricht von einem "Abenteuer in der Grössenordnung der Geschichte der Menschheit".[387]

6. Die Zukunft: Eine freiheitlich-individuelle Medizin

> Es scheint mir unerlässlich, ins Zentrum der Humanwissenschaften wieder ihren eigentlichen Gegenstand zu stellen: den Menschen, der nicht Produkt verschiedener Faktoren ist, sondern frei und selbstbestimmend.
>
> Jeanne Hersch

Es wird seit Jahren immer dringender darauf hingewiesen, dass unser Gesundheitswesen erkrankt ist.[388] So hat der Gesundheitsökonom Hans-Peter Studer in einer umfassenden Arbeit unter dem Titel "Gesundheit in der Krise - Fakten und Visionen" Materialien zu diesem aktuellen Thema zusammengetragen. Studer schreibt: "Es ist krank, unser Gesundheitswesen. Es verschlingt in der Schweiz - wie in anderen Industrieländern auch - stets grössere Unsummen und vermag dennoch immer weniger tatsächlich zu heilen. Vielmehr beseitigt und unterdrückt es oft nur noch die Symptome all unserer Zivilisationskrankheiten oder ruft sogar neue hervor. Auch gehen wir dank einer perfektionierten Spitzenmedizin bloss um so sorgloser mit unserer Gesundheit um und brauchen nichts an den gesellschaftlichen Bedingungen zu ändern, die uns überhaupt erst krank machen".[389]

Ich frage mich, ob wir echte Heilungsansätze für unser krisenhaftes Gesundheitswesen finden werden, wenn wir nicht anerkennen, dass nicht nur das Gesundheitswesen, sondern dass die Medizin selber krank ist. Wie wir gesehen haben, ist die moderne Medizin mehr und mehr zu einer Medizinaltechnik geworden. Unbestritten vermag die Medizin auf diesem Felde Grossartiges zu leisten. Das Auswechseln einer defekten Herzklappe ist heute gleichermassen zu Routine geworden wie die antibiotische Behebung einer lebensbedrohlichen Lungenentzündung. Technische Brillanz, extreme Präzision und enorme medikamentöse Potenz ermöglichen der Medizin gewaltige Erfolge. Gerade diese Erfolge haben indessen die Frage nach dem Preis dieser Fortschritte allzu lange unterbunden. Das wird zur Zeit nirgends so klar sichtbar wie im Bereich der Infektionsbehandlung. Die Angst vor dem Wiederauftreten der grossen Seuchen und vor dem Auftauchen neuer Infektionskrankheiten, welche die medizinische Diskussion seit einigen Jahren beherrscht (s.S. 8), hat eine rationale Grundlage in der zunehmenden Antibiotika-Resistenz. Ausgehend vom Penicillin, welches am Ende des zweiten Weltkrieges nach Europa kam, hatten die Antibiotika einen noch nie dagewesenen Siegeszug der Medizin im Kampfe gegen die Infektionskrankheiten ermöglicht, in dessen Verlauf aber jegliche Vorsicht in der kritischen Anwendung dieser gewaltigen Mittel verlorenging. Heute wird die

Innere Medizin zunehmend von der Angst gequält, dass ihre wichtigste Waffe stumpf geworden ist.[390] So war das "tödliche Comeback der Infektionskrankheiten" beherrschendes Thema an der WHO-Jahresversammlung 1996. "Die rapid zunehmende Antibiotika-Resistenz bei Mensch und Tier entwickelt sich zu einer weltweiten Krise. Keine Industrienation und kein Entwicklungsland ist heute sicher vor seuchenartigen Infektionskrankheiten", warnte WHO-Generalsekretär Hiroshi Nakajima.[391] Die WHO berichtete, dass die Medikamente zunehmend ihre Wirksamkeit verlieren, so dass auch überwunden geglaubte Menschheitsplagen wie Cholera, Malaria, Tuberkulose und sogar die Pest wieder im Vormarsch sind. Zudem sind in den letzten zwanzig Jahren über dreissig neue Infektionskrankheiten aufgetreten.[392]

Die Technisierung der Medizin hat dazu geführt, dass die Medizin ihr zentralstes Anliegen, die Erfassung und Förderung der Heilkräfte und Lebenskräfte, immer mehr aus den Augen verloren hat. Als ihr das Lebendige vollends zu entgleiten drohte, führte sie den Begriff der "Bio-Medizin" ein. Solche Begrifflichkeiten treten dort auf, wo das Selbstverständliche verlorengegangen ist. Die Medizin wird damit aber dem Leben nicht mehr gerecht, insofern "stimmt" sie nicht mehr. Ausdruck davon sind etwa die verbreiteten "Unstimmigkeiten" in den wissenschaftlichen Labors (s.S. 61).

Im Zuge dieser Technisierung hat die Medizin den Menschen immer einseitiger auf mechanische Zusammenhänge reduziert, wie dies am prägnantesten in der Gentechnologie zum Ausdruck kommt (s.S. 89f.). Diese Entwicklung betrifft natürlich nicht nur die Medizin. So schreibt die Genfer Philosophin Jeanne Hersch:
"Nun versuchen aber die Sozial- und Geisteswissenschaften heute, das Menschliche auf einen biologischen, soziologischen oder psychologischen Determinismus zu reduzieren und sich auf diese Weise den Naturwissenschaften zu nähern. (...) Auf dem Weg dahin neigen sie dazu, die spezifisch menschlichen Seinsebenen, die unreduzierbaren, nicht zu vereinfachenden Paradoxe, welche wesentlich zum Menschen gehören (...) zu leugnen, und Leugnen kommt in diesem Bereich dem Zerstören gleich."[393]

In der Medizin ist dieser Prozess besonders gravierend, weil die Medizin damit ihrer unabdingbaren, grundlegendsten Heilmittel beraubt wird.

In einem inneren Zusammenhang mit dieser Entwicklung steht die zunehmende Kommerzialisierung der Medizin. Die Medizin ist immer mehr zu einer Industrie geworden. Dabei liegt das Problem nicht darin, dass die Medizin zweifelsohne ihre Pharma-Firmen und Hersteller technischer Hilfsmittel braucht, sondern in der weit fortgeschrittenen Beherrschung der Medizin durch die Industrie. Die Medizin steht heute in Forschung, Lehre und Dienstleistung in einem Abhängigkeitsverhältnis von der Industrie wie sonst wohl keine angewandte Wissenschaft, und diese Industrie steht in einem Prozess enormer Markt- und Machtkonzentration. Eine freie medizinische Forschung ohne Unterstützung durch die Industrie gibt es heute kaum mehr. Entsprechend hat diese Forschung den freien wissenschaftlichen Diskurs immer mehr aus den Augen verloren. Die riesige Flut wissenschaftlicher Forschungsresultate - zur Zeit werden jährlich weltweit in über 10'000 Fachzeitschriften rund zwei Millionen Artikel publiziert[394] - wird durch eine engmaschige Auslese, durch tendentielle Übersichtsarbeiten ("Reviews") und statistische Kombinationen ("Meta-Analysen"), sowie durch firmengesponserte internationale "Consensus"-Konferenzen auf weltweit vereinheitlichte Stossrichtungen ("mainstream") zugeschnitten, welche wenig Raum lassen für unkonforme, originelle, innovative Erkenntnisse. Damit läuft die Medizin aber Gefahr, eine weitere Voraussetzung aller heilenden Bemühung aus den Augen zu verlieren: die Selbstlosigkeit, die uneigennützige "Caritas".

Welches sind demnach die Anforderungen an eine Medizin der Zukunft? Medizin ist immer Heil*kunde* und Heil*kunst*. Heilen bedeutet Heil-machen, Wieder-ganz-Machen, das Abgetrennte zusammenfügen, das Auseinandergebrochene versöhnen. Eine Medizin der Zukunft wird fragen, wie sie die verlorenen Bezüge des Menschen zu Welt und Umwelt in zeitgemässer Art neu herstellen kann. Als Heilkunde wird die Medizin zur Versöhnung von Mensch und Natur eine Forschung aufbauen, die auf ökologische Nachhaltigkeit Rücksicht nimmt. Das bedingt eine neue Ehrfurcht vor den Zusammenhängen und Weisheiten des Lebendigen. Als Heilkunst wird die Medizin die Kräfte des Vertrauens und des Mutes im Menschen wieder suchen. Das setzt die Achtung der Einmaligkeit des Menschen und seiner Biographie voraus. Die Medizin der Zukunft muss deshalb eine freiheitlich-individuelle Medizin sein.

Den therapeutischen Weg dahin sehe ich im Dialog. Es kann meines Erachtens nicht darum gehen, der sogenannten "Schulmedizin" möglichst diametral eine "Alternativmedizin" gegenüberzustellen. Wenn ich im ersten Kapitel dieses Buches meine Bedenken gegenüber den Tendenzen zur Polarisierung und zum "Verlust der Mitte" in der Medizin zum Ausdruck gebracht habe, so muss ich nun meine Überzeugung dartun, dass die Überwindung dieser Tendenzen möglich ist. Es kommt darauf an, dass sich eine selbstkritische "Komplementärmedizin" ergänzend zu einer undogmatischen Schulmedizin so entwickeln kann, dass daraus ein fruchtbarer Dialog entsteht, welcher die Grundlage bilden kann für die Neufindung einer echten "Ganzheitsmedizin". Die Medizin ist ihrem Wesen nach grundsätzlich ganzheitlich - es gibt letztlich nur eine Medizin.

Wichtiger als die Auseinandersetzung zwischen "Schulmedizin" und "Komplementärmedizin" scheint mir der gemeinsame Einsatz zur Erhaltung jenes gesellschaftlichen und politischen Freiraumes, welcher die freie therapeutische Begegnung zwischen dem Patienten und seinem Arzt oder seiner Ärztin überhaupt erst zulässt. Denn dieser Freiraum ist die unabdingbare Voraussetzung jeder medizinischen Bemühung - und dieser Freiraum wird heute zunehmend bedroht.

In diesem Sinne möchte ich mein Buch als Beitrag und als Anregung zum gemeinsamen Gespräch verstanden wissen und würde mich über kritische Rückmeldungen von seiten der Leserschaft sehr freuen. Die Medizin bleibt für mich eine gewaltige Faszination und Herausforderung.

Literaturnachweis und Anmerkungen

1 VON UEXKÜLL THURE, Grundfragen der Psychosomatischen Medizin. Hamburg: Rowohlt, 1963: S. 13.

2 ILLICH IVAN, Die Nemesis der Medizin - Von den Grenzen des Gesundheitswesens. Hamburg: Rowohlt, 1987: S. 9.

3 ABEL ULRICH, Die zytostatische Chemotherapie fortgeschrittener epithelialer Tumoren - eine kritische Bestandesaufnahme. Stuttgart: Hippokrates, 1990: Vorwort.

4 WHO, Welt-Gesundheitsbericht 1996. Genève, 1996.

5 SICHROVSKY PETER, SCHEER PETER, Resistent - Die Wiederkehr der Seuchen. Berlin: Berlin-Verlag, 1995.

6 BUNDESAMT FÜR GESUNDHEITSWESEN, Kanton Tessin - Inanspruchnahme und Angemessenheit chirurgischer Leistungen. BAG-Bulletin 17.5.1993; 18: S. 326-328.

7 DOMENIGHETTI G. ET AL., Fréquence des procédures opératoires dans la population du Canton du Tessin. Projet du Fonds national de la recherche scientifique n. 3.946-0.84. Bellinzona, 1989.

8 DOMENIGHETTI G., PACCAUD F., The Swiss experience in the health promotion and prevention at subnational level. In: Dekker E., Van der Werff A. (eds.), Policies for health in European countries with pluralistic systems. WHO Regional Office for Europe, Copenhagen, 1991: S. 157-167.

9 a) MICHAELE C. ET AL. b) FISHER B. ET AL. c) EARLY BREAST CANCER TRIALISTS' COLLABORATIVE STUDY GROUP D) BAILAR J. ET AL., The New England Journal of Medicine 1995; 22: S. 1469-1474, S. 1444-1461, S. 1496-1498.

10 DOMENIGHETTI G. ET AL., 1989. a a O.

11 STEINER RUDOLF, WEGMAN ITA, Grundlegendes für eine Erweiterung der Heilkunst nach geisteswissenschaftlichen Erkenntnissen (1925). GA 27. Dornach: Rudolf Steiner-Verlag, 1977.

12 STEINER RUDOLF, Grundlinien einer Erkenntnistheorie der Goetheschen Weltanschauung (1886). GA 3. Dornach: Rudolf Steiner-Verlag, 1980.

13 STEINER RUDOLF, Wie erlangt man Erkenntnisse der höheren Welten? (1904/05). GA 10. Dornach: Rudolf Steiner Verlag, 1981.

14 STEINER RUDOLF, Die Philosophie der Freiheit - Grundzüge einer modernen Weltanschauung. Beobachtungs-Resultate nach naturwissenschaftlicher Methode (1894). GA 4. Dornach: Rudolf Steiner-Verlag, 1987.

[15] WHO, Declaration of Alma Ata. Genève 1978.

[16] WHO, Declaration of Riga. Genève 1988.

[17] NAGER FRANK, Goethe - Der heilkundige Dichter. Frankfurt und Leipzig: Insel-Verlag, 1994.

[18] KERNER DIETER, Krankheiten grosser Musiker. Stuttgart: Schattauer-Verlag, 1967.

[19] BUNDESAMT FÜR STATISTIK, Mittlere Lebenserwartung nach Geschlecht. Statistisches Jahrbuch der Schweiz 1995. Bern, 1996.

[20] BUNDESAMT FÜR GESUNDHEITSWESEN, Die Schweiz im europäischen Vergleich - Gesundheit für alle im Jahre 2000, Fortschrittsmessung - Evaluation 1993/1994. BAG: Bern; 1995: S. 11-12.

[21] BUNDESAMT FÜR STATISTIK, Wichtigste Todesursachen. Statistisches Jahrbuch der Schweiz 1995. Bern, 1996.

[22] GUTZWILER FELIX, JEANNERET OLIVIER (HRSG.), Sozial- und Präventivmedizin, Public Health. Bern/Göttingen/Toronto/Seattle: Hans Huber, 1996: 292ff.

[23] ZORN FRITZ, Mars. München: Kindler, 1977.

[24] HEUSSER PETER, Der Schweizer Arzt und Philosoph Ignaz Paul Vital Troxler - Seine Philosophie, Antropologie und Medizintheorie. Basel/Stuttgart: Schwabe, 1984.

[25] TROXLER IGNAZ PAUL VITAL, Naturlehre des menschlichen Erkennens. 1828.

[26] SCHMIDT R., Krebs und Infektionskrankheiten. Medizinische Klinik 1910; 43: S. 1630-1633.

[27] SCHMIDT R., Therapie und Prophylaxe Innerer Krankheiten. 1948.

[28] SCHMIDT R., 1910. a a O: S. 1633.

[29] SICHROVSKY PETER, SCHEER PETER, a a O: S. 71.

[30] CAMUS ALBERT, Die Pest. Hamburg: Rowohlt, 1991.

[31] SOLSCHENIZYN ALEXANDER, Krebsstation. Neuwied und Berlin: Luchterhand, 1968: Band 2, S. 68.

[32] HUSEMANN FRIEDRICH, WOLFF OTTO (HRSG), Das Bild des Menschen - Entwurf einer geisteswissenschaftlich orientierten Medizin. Stuttgart, 1986.

[33] VOGEL LOTHAR, Der dreigliedrige Mensch. Dornach, 1992.

[34] Steiner Rudolf, Von Seelenrätseln (1917). GA 21. Dornach: Rudolf Steiner Verlag, 1983: S. 150 ff.

[35] STEINER RUDOLF, Die Kernpunkte der sozialen Frage in den Lebensnotwendigkeiten der Gegenwart und Zukunft (1919). GA 23. Dornach: Rudolf Steiner-Verlag, 1976.

36 Steiner Rudolf, Die soziale Grundforderung unserer Zeit - In geänderter Zeitlage (1963). GA 186. Dornach: Rudolf Steiner Verlag, 1979.

37 Breo D.L., DNS-Entdecker James Watson träumt nun davon, Erbkrankheiten zu heilen. JAMA Schweiz 1990; 3: S. 127-131.

38 Heisenberg Werner, Der Teil und das Ganze. Gespräche im Umkreis der Atomphysik. München: Piper, 1969.

39 Dürr Hans-Peter (Hrsg), Physik und Transzendenz. Die grossen Physiker unseres Jahrhunderts über ihre Begegnung mit dem Wunderbaren. München: Knaur, 1990.

40 Dürr Hans-Peter, Das Netz des Physikers. Naturwissenschaftliche Erkenntnis in der Verantwortung. München: Deutscher Taschenbuch Verlag, 1988.

41 Roche Magazin, Den Geheimnissen des Lebens auf der Spur. Basel: Hoffmann-La Roche, 1993: S. 18-19.

42 Sedlmayr Hans, Verlust der Mitte. Frankfurt/Berlin: Ullstein, 1983.

43 Pollit N., Alzheimer: Einsichten und Aussichten. Documenta Ciba-Geigy 1994; 3: S. 2-4.

44 Richter Judith, Impfung gegen Schwangerschaft - Traum der Forscher, Alptraum für Frauen? Bielefeld: BUKO Pharma-Kampagne, August Bebel-Str. 62, 1993.

45 Die fachlichen Darstellungen in diesem Kapitel basieren auf:
Abbas Abul, Lichtman Andrew, Pober Jordan, Immunologie. Bern/Göttingen/Toronto/Seattle: Huber, 1996 (Sachbuch, 536 Seiten).

46 De Kruif Paul, Mikrobenjäger. Zürich: Orell Füssli, 1926.

47 Meier Renate, Béchamp kontra Pasteur - Das grosse Umdenken. Vita Sana Magazin 1991; 4: S. 34-36.

48 Moberg C.L., Cohn Z.A., Pionier der Ökologie: René Jules Dubos. Spektrum der Wissenschaft Juni 1991: S. 110-117.

49 Scheirle Armella, Heisse Schlacht im kalten Winter - Die Grippeviren greifen an. Roche Magazin 1992; 42: S. 59-63.

50 Roche Basel, Ein Text, der die Geister schied. Roche Magazin 1992. a a O: S. 58.

51 Roche Basel, Aus der Schule von Charlys Immunsystem geplaudert (Gespräch mit Harald von Boehmer). Roche Magazin 1989; 35: S. 2-15.

52 Bild der Wissenschaft, Allergien: Krank durch Hygiene. Juni 1995: S. 54-61

53 Cookson W., Moffat M., Asthma: An Epidemic in the Absence of Infection? Science 1997; 275: S. 41-42.

54 Shirakawa T. et al., The inverse Association Between Tuberculin Responses and Atopic Disorder. Science 1997; 275: S. 77-79.

55 STEINER RUDOLF, WEGMAN ITA. a a O.

56 STEINER RUDOLF, Allgemeine Menschenkunde als Grundlage der Pädagogik (1919). GA 293. Dornach: Rudolf Steiner Verlag, 1992.

57 Die fachlichen Ausführungen in diesem und dem folgenden Kapitel "Psycho-Neuro-Immunologie" basieren auf :

ADER ROBERT, FELTEN DAVID, COHEN NICHOLAS, Psychoneuroimmunology. San Diego/New York/Boston/London/Sydney/Tokyo/Toronto: Academic Press, 1991 (Fachbuch auf Englisch, 1218 Seiten).

58 HÄSSIG ALFRED ET AL., Lässt sich die HIV-AIDS-Kontroverse lösen? Ist AIDS die Folge von andauernder übermässiger Stressbelastung des Organismus? Schweiz Zschr GanzheitsMedizin 1994; 6: S. 304-308.

59 SELYE HANS, Stress in health and disease. London: Butterworths, 1976.

60 BESEDOVSKY H., DEL REY A., Physiological Implications of the Immune-Neuro-Endocrine Network. In: Ader Robert, a a O, S. 589-608.

61 BESEDOVSKY H. ET AL., Immunoneuroendocrine Interactions. J Immunology 1985; 135: S. 750-754.

62 OVADIA H. ET AL., Neuroimmunomodulation - The interaction between the Nervous System and the Immune System. Isr J Med Sci 1989; 25: S. 7-14.

63 VON UEXKÜLL THURE, a a O: S. 15.

64 BARTROP R. ET AL., Depressed lymphocytic function after bereavement. Lancet 1977; 1: S. 834-836.

65 IRVIN M. ET AL., Live Events, Depressive Symptoms and Immune Function. Am J Psych 1987; 144: 437-441.

66 KIECOLT-GLASER J., GLASER R., Stress and Immune Function in Humans. In: Ader Robert. a a O: S. 854.

67 IRVIN M. ET AL., Depression and Changes in T-Cell-Subpopulations. Psychosomat Med 1986; 48: S. 303.

68 WEINER H., Social and Psychobiological Factors in Autoimmune Disease. In: Ader Robert. a a O: S. 955-1011.

69 MARTIN R.A., DOBBIN J.P., Sense of Humor, Hassles, and Immunglobulin A: Evidence for a stress-moderating effect of humor. Int'l J Psychiatry in Medicine 1988; 18: S.93-105.

70 SAGAN LEONARD, Die Gesundheit der Nationen - Die eigentlichen Ursachen von Gesundheit und Krankheit im Weltvergleich. Hamburg: Rowohlt, 1992.

71 STELLMANN HERMANN, Kinderkrankheiten natürlich behandeln. München: Graeve und Unzer, 1992.

72 SCHMIDT R., 1910, a a O.

73 SINEK F., Versuch einer statistischen Erfassung endogener Faktoren beim Carcinomkranken. Zschr Krebsforsch 1936; 44: 492-527.

74 REMY W. ET AL., Tumorträger haben selten Infekte in der Anamnese. Med Klin 1983; S. 95-98.

75 GROSSARTH-MATICEK R., Reported Herpes-Virus-Infection, fever and cancer incidence in a prospective study. J Chron Dis 1987; 40: 1967-1976.

76 ABEL U., Infekthäufigkeit und Krebsrisiko. Dtsch Med Wschr 1986; 111: S. 1978-1981.

77 WEST R., Epidemiologic study of malignancies of the ovaries. Cancer 1966; 19: S. 1001-1007.

78 WYNDER E. ET AL., Epidemiology of cancer of the ovary. Cancer 1969; 23: S. 352.

79 NEWHOUSE M. ET AL., A case control study of carcinoma of the Ovary. Br J Prev Soc Med 1977; 31: S. 148-153.

80 MCGOWAN ET AL., The women at risk for developing ovarian cancer. Gynecol Oncol 1979; 7: S. 325-344.

81 NEWHOUSE M., a a O: S. 153.

82 KESSELRING J., zur Pathogenese der Multiplen Sklerose. Schweiz med Wschr 1990; 120: S. 1083-1090.

83 ALVORD E. ET AL., The Multiple Causes of Multiple Sclerosis - The Importance of Age of Infections in Childhood. J Achild Neurol 1987; 2: S. 313-321.

84 RÖNNE T., Measles Virus Infection without Rash in Childhood is related to Disease in Adult Live. Lancet 1985; 1.

85 ALBONICO H., BRÄKER H., HÜSLER J., Febrile infectious childhood diseases in the history of cancer patients and matched controls. Medical Hypotheses 1997 (im Druck).

86 ALBONICO H., Häufigkeit fieberhafter Infektionskrankheiten im Kindesalter in der Vorgeschichte von Karzinompatienten. Der Merkurstab 1996; 1: S. 1-19.

87 HÜSLER J., ZIMMERMANN H., Statistische Prinzipien für medizinische Projekte. Bern/ Göttingen/Toronto/Seattle: Huber, 1993.

88 COLEY NAUTS H., The beneficial effects of bacterial infections on host resistance to cancer - End results in 449 cases. Cancer Research Institute. New York: 1980.

89 ROSS R., Lancet 1991; 337: S. 300.

90 CAMERON J., GLASSROCK R. (ED), The Nephrotic Syndrome. New York/Basel: Dekker, 1988.

91 BLUMBERG R., Effects of Measles on the Nephrotic Syndrome. Am J Dis Child 1947; 73: S. 242-243.

92 HUTCHINS G., Observations on the Relationship of Measles and Remissions in the Nephrotic Syndrome. Am J Dis Child 1947; 73: S. 242-243.

93 ABEL U., Infekthäufigkeit und Krebsrisiko. Dtsch Med Wschr 1986; 111: 1978-1981.

94 STEINER RUDOLF, Physiologisch-Therapeutisches auf Grundlage der Geisteswissenschaft (1920). GA 314. Dornach: Rudolf Steiner Verlag, 1989, S.138.

95 LEROI RITA, Misteltherapie - eine Antwort auf die Herausforderung Krebs - die Pioniertat Rudolf Steiners und Ita Wegmanns. Stuttgart: Verlag Freies Geistesleben, 1987.

96 GLÖCKLER MICHAELA, SCHÜRHOLZ JÜRGEN (HRSG.), Krebsbehandlung in der anthroposophischen Medizin. Stuttgart: Verlag Freies Geistesleben, 1996.

97 BEGEMANN H., Leben - ein differenziertes Ordnungssystem. Therapie der Gegenwart 1981; 4.

98 VESTER FREDERIC, Unsere Welt - ein vernetztes System. Stuttgart, 1978.

99 PANUM P., Observations made during the epidemic of measles on Färöer Island in the year 1846. Virchows Archiv, 1847.

100 RUFFIÉ J., SOURNIA J-C., Die Seuchen in der Geschichte der Menschheit. Stuttgart: Klett-Cotta; 1987: S. 124.

101 CHRISTENSEN P., Measles in virgin soil - Greenland 1951. Dan med Bull 1954; 1: S. 2-6.

102 BECH V., Measles Epidemics in Greenland. Am J Dis Child 1962; 103: S. 252-253.

103 PEART A., NAGLER F., Measles in the Canadian Arctic. Canada J Public Health 1954; 45: S. 145-156.

104 ADELS B., Survey of measles patterns in New Guinea, Micronesia and Australia. Am J Hygiene 1963; 77: S. 317-343.

105 PHILIP R. ET AL., Observations on a Mumps Epidemic in a "virgin population". Am J Hyg 1959; 69: S. 91-111.

106 WILLIAMS P., HULL H., Status of Measles in The Gambia 1981. Rev Infect Dis 1983; 5: S. 391.

107 STICKL H., Die gegenwärtige Pockensituation in der Welt. Ausblicke in die Zukunft. (Vortrag am 3. Benjamin-Lipschütz-Gedächtnis-Symposium in Saulgau): 1989. In: Hautnah Dermatologie 1990; 2: Kreuzlingen: Dermamed Verlag AG.

[108] SCHWEIZERISCHE GESELLSCHAFT FÜR UMWELTSCHUTZ, Nachhaltiges Handeln - die Eintrittskarte ins dritte Jahrtausend? (Tagung vom 30. 9. 1994 in Zürich). SGU-Bulletin 1994; 3.

[109] LEDERBERG J., Emerging Viruses - Emerging threat. Science 1990; 247: S. 279-280.

[110] BUCHWALD GERHARD, Impfen - Das Geschäft mit der Angst. Lahnstein: emu-Verlag, 1994.

[111] WEISE H.J., Epidemiologie der Infektionskrankheiten in der Bundesrepublik. Die gelben Hefte 1984; 1.

[112] SAGAN LEONARD, a a O.

[113] SCHWEIZERISCHE VEREINIGUNG GEGEN TUBERKULOSE UND LUNGENKRANKHEITEN/BUNDESAMT FÜR GESUNDHEITSWESEN, Richtlinien für die BCG-Impfung. BAG-Bulletin 29.4.1996; 16: S. 14-15.

[114] SAGAN LEONARD, a a O: S. 111.

[115] SAGAN LEONARD, a a O: S. 108.

[116] SCHWEIZERISCHE GYNÄKOLOGISCHE CHEFÄRZTEKONFERENZ, Bericht der Kommission Hausgeburt 1989. Schweizerische Ärztezeitung 27. 9. 1989; 70: S. 1646-1647.

[117] LÜDERS D., Impf-Unterlassung kommt Kindsmisshandlung gleich. Ärzte-Zeitung 11. 4. 1988; 66: S. 9.

[118] SCHWEIZERISCHER NATIONALFONDS, Haus- oder Spitalgeburten? Pressekonferenz am 15.12.1993 in Zürich.

[119] BURACH H. ET AL., Hausgeburt 1989. Schweizerische Ärztezeitung 8. 11. 1989; 70: S. 1919-1920.

[120] MATTMANN P., Die Hausgeburt ist nicht gefährlicher als die Spitalgeburt. Schweizerische Ärztezeitung 8. 11. 1989; 70: S. 1920-1922.

[121] AGLEN A. ET AL., Bericht von Hebammen und Hausärzten zur Hausgeburt. Schweizerische Ärztezeitung 8. 11. 1989; 70: S. 1922-1924.

[122] PLOSKER G., MCTAVISH D., Simvastatin - A Reappraisal of its Pharmacology and Therapeutic Efficacy in Hypercholesterinaemia. Drugs 1995; 50: S. 334-363.

[123] PEDERSEN T., TOBERT J., Benefits and Risks of HMG-CoA Reductase Inhibitors in the Prevention of Coronary Heart Disease. Drug Safety 1996, 14: S. 11-24.

[124] SCHMIDT J.G., Cholesterin... oder die Geschichte vom jungen Gärtner - Medizin auf dem Prüfstand kritischer Wissenschaft. Paracelsus Heute - Stiftung zeitgemässe Praxis und kritische Wissenschaft in der Medizin. Einsiedeln: 1994.

[125] GARBER A. ET AL., Annals of Internal Medicine 1996; 124: S. 518-531.

126 CUMMINGS P., PSATY B., Annals of Internal Medicine 1994; 120.

127 ROSS E. ET AL., Lancet 1993; 341: S. 75-79.

128 SCHNELLER TH. ET AL., Angsterzeugende Information und Gesundheitsverhalten. In: Medizinische Psychologie. Stuttgart, 1980.

129 SOAMES R., Effective and Ineffective Use of Fear in Health Promotion Campaigns. Am J Publ Health 1988; 78: S. 163-167.

130 LEVENTHAL H., Fear Appeals and persuasion: The differentiation of a motivational construct. Am J Publ Health 1971; 61: S. 1208-1224.

131 BASLER H., Individuelle Prävention, Programme zur Modifikation risikoträchtigen Verhaltens. Die Ortskrankenkasse 1977; 3: S. 77.

132 SEMPOS CH. ET AL., The Prevalence of High Blood Cholesterol Levels Among Adults in the United States. JAMA 1989; 262: S. 45-52.

133 KRETH H.W., Die Varizellenimpfung - kritische Stellungnahme. (Dia-Vortrag) In: Grünes Kreuz. Neue Schutzimpfungen - Impfempfehlungen, Aufklärung, Widerstände. Marburg: Deutsches Grünes Kreuz, 1992: S. 123-129.

134 ABELIN THEODOR, Primär- und Sekundärprävention des Rauchens in der Schweiz. In: Rauchen oder Gesundheit. Politische, präventive und therapeutische Aspekte. Hamburg: Neuland-Verlagsgesellschaft, 1982.

135 ABELIN THEODOR, Rauchen. In: Weiss Walter (Hsg), Gesundheit in der Schweiz. Zürich: Seismo Verlag, 1993: S. 219-233.

136 ARBEITSGEMEINSCHAFT TABAKMISSBRAUCH, Förderung des Nichtrauchens in der Schweiz - Die Entwicklung in den letzten 10 Jahren. Arbeitsgemeinschaft Tabakmissbrauch AT, Seminarstr. 22, 3000 Bern, 1993.

137 Die fachlichen Ausführungen in diesem Kapitel basieren auf:
PLOTKIN STANLEY, MORTIMER EDWARD, Vaccines. Philadelphia/London/Toronto/Montreal/Syndney/Tokyo: Saunders, 1994. (Fachbuch, 996 Seiten).

138 BUNDESAMT FÜR GESUNDHEITSWESEN, Impfkampagne gegen Masern, Mumps und Röteln. BAG-Bulletin 1987; 8: S. 60-65.

139 BUNDESAMT FÜR GESUNDHEITSWESEN, ARBEITSGRUPPE "ORGANISATION DER M+M+R-IMPFKAMPAGNE", Elimination von Masern, Mumps und Röteln in der Schweiz - Eine Informationsschrift für Ärzte. 1989: S. 10.

140 GOEBEL WOLFGANG, GLÖCKLER MICHAELA, Kindersprechstunde - Ein medizinisch-pädagogischer Ratgeber. Stuttgart: Urachhaus, 1992.

141 STELLMANN HERMANN, Kinderkrankheiten natürlich behandeln. a a O.

142 BUNDESAMT FÜR GESUNDHEITSWESEN, Impfen schützt vor Krankheit. (Elternprospekt) 1987.

143 TSCHUMPER A., ABELIN TH., Die Impfstrategien gegen Masern, Mumps und Röteln im Licht der epidemiologischen Literatur. Bericht zu Handen der Gesundheitsdirektion des Kantons Bern (Zitat aus Begleittext zur Pressekonferenz). Gesundheitsdirektion Kanton Bern, 3001 Bern, 1989.

144 WHO KOPENHAGEN, Expanded Programme on Immunization - Report of the Meeting of National Programme Managers. WHO Kopenhagen, 1989.

145 ROBBINS F., Prospects for worldwide Control of Measles. Rev Inf Dis 1983; 3: S. 619-620.

146 LEVY D.L., The Future of Measles in highly immunized Populations. Am J Epid 1984; 120: S. 39-48.

147 CHEN R.T., Measles Antibody: Re-evaluation of protective Titers. J Infect Dis 1990; 162: S. 1036-1042.

148 BUNDESAMT FÜR GESUNDHEITSWESEN, Impfplan für routinemässige Schutzimpfungen, Stand Januar 1996. BAG-Bulletin 1996; Supplementum VIII.

149 WHO REGIONAL OFFICE FOR EUROPE COPENHAGEN, Overview of Immunization Programmes in the Europen Region 1994-1995. WHO Copenhagen 1996.

150 CENTERS FOR DISEASE CONTROL (CDC), Measles - United States 1994. MMWR 1995; 26: S. 486-494.

151 GUSTAFSON T., Measles Outbreak in a fully immunized secondary school population. NEJM 1987; 316: S. 771-774.

152 NATIONAL VACCINE ADVISORY COMMITTEE USA, The Measles Epidemic. JAMA 1991; 266.

153 DÜNNENBERGER R., JUST M., Rötelnimpfung in der Schweiz (Durchseuchungsrate in Kantonen mit verschiedener Impfpraxis). Soz Präv Med 1981; 26: S. 298-299.

154 BOTT L.M., Congenital rubella after successfull vaccination. Med J Australia 1982; 1: S. 514-515.

155 ENDERS G., Rötelnimpfung: Antikörperpersistenz für 7-14 Jahre und Immunstatus von Frauen ohne und mit Impfanamnese. Immun Infekt 1988; 2: S. 58-64.

156 BUNDESAMT FÜR GESUNDHEITSWESEN. Impfplan für routinemässige Schutzimpfungen, 1996. a a O.

157 WINDORFER A. ET AL., Die Bekämpfung der Röteln-Embryopathie - das niedersächsische Rötelnimpfprogramm. Bundesgesundheitsbl 1991; 5: S. 203-210.

158 ALBONICO H., Argumente gegen die routinemässige Mumpsimpfung. Soz Präventivmed 1995; 40: S. 116-123.

159 BUNDESAMT FÜR GESUNDHEITSWESEN, Elimination von Masern, Mumps und Röteln in der Schweiz - Eine Informationsschrift für Ärzte. a a O: S. 10.

160 BUNDESAMT FÜR GESUNDHEITSWESEN, Mumpsfälle bei geimpften Kindern in der Schweiz. BAG Bulletin 1993; 11: S. 183-188.

161 CENTERS FOR DISEASE CONTROL (CDC), Adverse Events following Immunization - Surveillance Report 1989. Atlanta: Centers for Disease Control/US Department of Health and Human Services, 1989: S. 6.

162 FARRINGTON P. ET AL., A new method for active surveillance of adverse events from diptheria/tetanus/pertussis and measles/mumps/rubella vaccines. Lancet 1995; 345: S. 567-569.

163 VON ZIMMERMANN H., Masernschutzimpfung einschränken! Päd Praxis 1986/87; 34: S. 587-593.

164 QUAST U., THILO W., FESCHAREK R., Impfreaktionen. Stuttgart: Hippokrates, 1993: S. 80-82.

165 INSTITUTE OF MEDICINE, National Academy of Sciences (USA), Adverse Effects of Pertussis and Rubella Vaccines. Washington DC: National Academy of Science Press, 1991

166 PELTOLA H., Mumps vaccination and meningitis. Lancet 1993; 341: S. 994-995.

167 NEUE ZÜRCHER ZEITUNG, Allergien im Anstieg - Einfluss der Impfstoffe? NZZ 17. 7. 1996; 164: S. 18.

168 SHAHEEN S.O. ET AL., Measles and atopy in Guinea-Bissau. Lancet 29.6.1996; 347: S. 1792-1796.

169 THOMPSON N.P. ET AL., Is measles vaccination a risk factor for inflammatory bowel disease? Lancet 1995; 345: S. 1071-1074.

170 SINANIOTIS C., Diabetes mellitus after mumps vaccination. Arch Disease Child 1975; 50: S. 749-750.

171 OTTEN A. ET AL., Mumps, mumps vaccination, islet cell antibodies and the first manifestation of diabetes mellitus. Behring Institut Mitteilungen 1984: S. 83-88.

172 HELMKE K. ET AL., Isles cell antibodies and the development of diabetes mellitus in relation to mumps infection and mumps vaccination. Diabetologica 1986; 29: S. 30-33.

173 REITZ M., Mögliche Gefahren von gleichzeitigen antiviralen Schutzimpfungen. Neue Zürcher Zeitung 6. 7. 1988; 155: 61.

174 DE LONG R.A., possible cause of Acquired Immune Deficiency Syndrome and other diseases. Medical Hypotheses 1984; 13: 395-397.

175 WINDORFER A., Grüneweg G., Vorkommen zentralnervöser Infektionen im Kindesalter. Teil II. Bundesgesundheitsblatt 1993; 3: S. 87.

[176] Baer M. et al., Increase in bacteraemic pneumococcal infections in children. Lancet 11. 3. 1995; 345: S. 661.

[177] Sternberger H., Pneumokokken-Impfung immer wichtiger - Diese Bakterien besetzen die von Hämophilus befreiten Nischen. Ärzte Woche 24. 4. 1996.

[178] Carman W.R., Lancet 1990; 336: S. 325-329.

[179] Minor P. et al., Antigenic and molecular evolution of the vaccine strain of type 3 poliomyelitis. J Gen Vir 1986; 67: S. 693-706.

[180] Ogra P.L. et al., Effect of Prior Immunity on the Shedding of Virulent Revertant Virus in Feces after Oral Immunization with Live Attenated Poliovirus Vaccines. J Infect Dis 1991; 164: S. 191-194.

[181] Stickl H., a a O.

[182] Grmek Mirko, Histoire du Sida. Paris: Payot, 1989.

[183] Öhen S., Hengartner H., Zinkernagel R., Vaccination for disease. Science 1991; 25: S. 195-198.

[184] Lederberg J., a a O.

[185] Müller M., Die MMR-Impfkampagne des Bundes auf dem juristischen Prüfstand. Schweizerische Ärztezeitung 1994; 75: S. 385-390.

[186] Ärztearbeitsgruppe für differenzierte MMR-Impfungen, Masern-, Mumps- und Röteln-Impfungen: Warum die Eltern miteintscheiden sollen. Eine kritische und ergänzende Information zur schweizerischen MMR-Impfkampagne. Bern: Ärztearbeitsgruppe für differenzierte MMR-Impfungen, Postfach, 3000 Bern-9; 1994.

[187] Albonico H., Klein P., Grob Ch., Pewsner D., Schweizerische Impfkampagne gegen Masern, Mumps und Röteln - Ärztliche Bedenken zur Ausrottungs-Strategie. Schweiz Zschr GanzheitsMedizin 1994; 1/2: S. 38-41 und S. 68-74.

[188] Ärztearbeitsgruppe für differenzierte MMR-Impfungen, MMR-Impfkampagne: Die Theorie wird von der Praxis eingeholt. Schweizerische Ärztezeitung 1992; 73: S. 566.

[189] Bundesamt für Gesundheitswesen, Empfehlungen zur Keuchhustenprävention - Stand Januar 1996. BAG-Bulletin 1996; Supplementum XI: S. 1-7.

[190] Ehrengut W., Die Pertussis-Impfenzephalopathie, eine Legende? Der Kinderarzt 1992; 2: S. 222-226.

[191] Deutsche Apotheker-Zeitung, Keuchhusten wieder allgemein empfohlen. Deutsche Apotheker Zeitung 1992; 7: S. 316-317.

[192] Tönz O., Baic S., Zerebrale Krampfanfälle nach Pertussis-Impfung. Schweiz med Wschr 1980; 110: S. 1965-1971.

193 JUST M., Die Pertussis und die Pertussis-Impfung. Schweizerische Zeitschrift für permanente ärztliche Fortbildung 1993; 1: S. 19.

194 BUNDESAMT FÜR GESUNDHEITSWESEN, Empfehlungen zur Keuchhustenprävention, Stand Januar 1996. a a O: S. 1.

195 LEMANN D., Meldungen der Kinderkrankheiten in anthroposophisch orientierten Arztpraxen der Schweiz, Der Merkurstab 1996; 2: S. 101-108.

196 KUMMER K.R., Masernverlauf in einer Kinderarztpraxis. Der Merkurstab 1992; 45: S. 180-190.

197 LEMANN D., a a O: S. 104-108.

198 RÜEGSEGGER P., Kinderpsychiatrie nach Mass und mit Mass. Schule und Elternhaus 1978; 48.

199 SCHULDIREKTION UND FÜRSORGEDIREKTION STADT BERN, Kranke Kinder - allein zu Hause? Info Schulamt Stadt Bern, Postfach, 3001 Bern, 1993; 2: S. 13-15.

200 BERNER TAGWACHT, Eltern haben das Recht, ihr Kind zu Hause zu pflegen. Berner Tagwacht 4. 6. 1993.

201 STEINER RUDOLF, Die Offenbarungen des Karma (1910). GA 120. Dornach: Rudolf Steiner Verlag, 1976.

202 Da es sich beim Kürzel "AIDS" nicht um einen einheitlich definierten Krankheitsbegriff handelt, wird in diesem Buch in Übereinstimmung mit der internationalen wissenschaftlichen AIDS-Kritik an der Grosschreibung festgehalten.

203 GRMEK MIRKO, a a O.

204 GALLO ROBERT, Virus Hunting - AIDS, Cancer and the Human Retrovirus -A Story of Scientific Discovery. New York: HarperCollins, 1991.

205 COTTON P., Das CDC wird bald 50 Jahre alt. JAMA Schweiz 1990; 9: S. 429-430.

206 GALLO ROBERT, a a O: S. 193.

207 DINGELL J.D., Shattuck Lecture - Misconduct in Medical Research. NEJM 3. 6. 1993; 328: S. 1610-1636.

208 FAUCI A., The Human Immunodeficiency Virus: Infectivity and Mechanisms of Pathogenesis. Science 1988; 239: S. 617-620.

209 LEVY J., Mysteries of HIV. Nature 1988; 333: S. 519-522.

210 VOGT W., AIDS - Die Öffentlichkeit der Krankheit und die Krankheit der Öffentlichkeit. Tages Anzeiger (Zürich) 9.12.1986.

211 BASLER ZEITUNG, Entfesselte HI-Viren ringen mit Immunsystem. Basler Zeitung 15.2.1995: S. 47.

212 HO D. ET AL., Rapid turnover of plasma virions and CD4lymphocytes in HIV-1 infection. Nature 1995; 373: S. 123-126.

213 WEI XIPING ET AL., Viral dynamics in human immunodeficiency virus type 1 infection. Nature 1995; 373: S. 117-122.

214 WOLTHERS K. ET AL., T-Cell Telomere Length in HIV-1 Infection: No Evidence for increased CD 4 T-Cell Turnover. Science 1996; 274: S. 1543-1549.

215 ALBONICO H., A propos AIDS: Es ist zu hoffen, dass genügend hellhörig werden. Basler Zeitung 27. 2. 1995: S. 15.

216 SCHOEP M., VON OVERBECK J., Nonprogressoren. AIDS Infothek 1995; 1: S. 28-31.

217 LANKA S., HIV reality or artefact? Continuum 1995; 3: S. 4-9.

218 JACKSON J.B. ET AL., Rapid and sensitive viral culture method for human immondeficiency virus type 1. Clin Microbiol 1988; 6: S. 1416-1418.

219 PAPADOPULOS-ELEOPULOS E. ET AL., Is a positive Western Blot Proof of HIV-Infection? Biotechnology 1993; 11: S. 696-707.

220 SCHORDERET D.F., La Polymerase Chain Reaction: principes de base. Schweiz Rundschau Med (Praxis) 1994; 83: S. 588-594.

221 MULLIS K., Rethinking AIDS (Interview) 1994; 1: Rethinking AIDS, 2040 Polk Street, San Francisco, USA.

222 HODGKINSON NEVILLE, AIDS: The Failure of Contemporary Science. London: Fourth Estate, 1996.

223 DUESBERG P.H., HIV und AIDS: Korrelation, aber nicht Ursache. AIDS-Forschung 1989; 3: S. 115-130.

224 WEBER R. ET AL., Progression of HIV infection in misusers of injected drugs. BMJ 1990; 301: S. 1362-1365.

225 DUESBERG P.H., Retroviruses as Carcinogens and Pathogens. Expectations and Reality. Cancer Research 1987; 47: S. 1199-1220.

226 DUESBERG P.H., Human Immunodeficiency Virus and Acquired Immunodeficiency Syndrome: Correlation but not Causation. Proc Nat Acad Sciences 1989; 86: S. 755-764. Auf Deutsch: Korrelation, aber nicht Ursache. a a O.

227 DUESBERG P.H., AIDS acquired by drug consumption and other noncontagious risk factors. Pharmac Ther 1992; 55: S. 201-277.

228 OREN I., SOBEL J., Human Herpesvirus Type 6: Review. Clin Infect Dis 1992; 14: 741-746.

229 WRIGHT K., Mycoplasmas in the AIDS spotlight. Science 1990; 248.

[230] LEMAITRE M., Protective activity of tetracycline analogs against the cytopathic effect of HIV in CEM cells. Res Virol 1990; 141: S. 5-16.

[231] MONTAGNIER L., Sixth International Conference on AIDS San Francisco, 20.-24.6.1990 (Tonbandaufnahme).

[232] Science 1993; 260: S. 1254-1263.

[233] ROOT-BERNSTEIN ROBERT, Rethinking AIDS - The tragic cost of premature consensus. New York: The Free Press, 1993.

[234] ROOT-BERNSTEIN R., Rethinking AIDS. The Wallstreet Journal 17. 3. 1993.

[235] ROOT-BERNSTEIN ROBERT, a a O: S. XV.

[236] HÄSSIG A. ET AL., Beratung, Betreuung und Behandlung HIV-positiver Individuen. Vortrag an der 1. Arbeitstagung der Studiengruppe für AIDS-Therapie, Olten 15.4.1989.

[237] HÄSSIG A., Umdenken bei AIDS - Führt dies zu einem Paradigmenwechsel in der Medizin? Schweiz Zschr GanzheitsMedizin 1992; 2: S. 171-177.

[238] HÄSSIG A. ET AL., Hinweise zur Prophylaxe von AIDS bei HI-Virusträgern. Schweiz Zschr GanzheitsMedizin 1993; 5: S. 188-192

[239] HÄSSIG A. ET AL., AIDS-Prävention bei HI-Virusträgern - auf der Grundlage eines revidierten Pathogenesemodells bei dieser Erkrankung. Schweiz Zschr Ganzheits Medizin 1994; 5: S. 275-279.

[240] HÄSSIG A. ET AL., Lässt sich die HIV-AIDS-Kontroverse lösen? Ist AIDS die Folge von andauernden übermässigen Stressbelastungen des Organismus? Schweiz Zschr GanzheitsMedizin 1994; 6: S. 304-308.

[241] HÄSSIG A. ET AL., Azidothymidin (AZT) und AIDS - Offene Fragen beim Einsatz von AZT zur Prävention und Behandlung von AIDS. Schweiz Zschr Ganzheits Medizin 1994; 5: S. 280-283.

[242] JENSEN RUTH, Umweltschaden AIDS? Hintergründe einer biologischen Katastrophe. Bern: Zytglogge, 1993.

[243] COHEN J., AIDS Research Shifts to Immunity. Science 10. 7. 1992; 257: 152-154.

[244] Brauchbar Mathis, Abwehrsystem kontrolliert Vermehrung des AIDS-Virus. Tages-Anzeiger (Zürich) 20. 7. 1996.

[245] WHO GENEVA, The World Health Report 1996. Genf 1996; WHO. S. 32.

[246] CHIRIMUUTA R.C., CHIRIMUUTA R.J., AIDS-Africa and Racism. London: Free Association Books; 1989.

[247] GESHEKTER CH., Rethinking AIDS in Africa. Reppraising AIDS 1995; 3, S. 1-4.

[248] WHO GENEVA, The World Health Report 1996. a a O: S. 129.

[249] ADAMS JAD, AIDS - The HIV Myth. New York: St. Martin's Press, 1989: S. 187-201.

[250] CENTERS FOR DISEASE CONTROL, MMWR 1986; 61: S. 69-72.

[251] KASHALA O. ET AL., Infection with HIV-1 and Human T Cell Lymphotropic Viruses among Leprosy Patients and Contacts: Correlation between HIV-1 Cross Reactivity and Antibodies to Lipoarabinomannan. J Infect Dis 1994; 169: S. 296-304.

[252] ANDRADE V. ET AL., Leprosy as a cause of false-positive results in serologic assays for the detection of antibodies to HIV 1. Intl J Leprosy 1991; 59, S. 125.

[253] CHARMOT G., SIMON F., HIV-infection and malaria. Revue du practicien 1990; 40: 2141.

[254] PAPADOPULOS-ELEOPULOS E., TURNER V., AIDS in Africa? Reappraising AIDS 1995; 3, S. 2.

[255] BENTWICH Z. ET AL., Immune activation is a dominant factor in the pathogeneseis of African AIDS. Immunology Today 1995; 16: S. 187-191.

[256] GRIMSHAW J., Being HIV Antibody positive. BMJ 1987; 295.

[257] MÖLLER M.L., Der Trieb und der Tod - Die Betreuung von AIDS-Kranken zwischen Professionalität und persönlichem Engagement. Psychosozial 1991; 48: S. 7-19.

[258] RUNKEL G., AIDS und das Sexualverhalten der Bürger der Bundesrepublik Deutschland. Angew Sozialforschung 1986/87; 14: S. 133-141.

[259] COTÉ T.R. ET AL., Risk of Suicide among Persons with AIDS - A National Assessment. JAMA 1992; 268: S. 2066-2068.

[260] MARZUK P.M. ET AL., Increased risk of suicide in persons with AIDS. JAMA 1988; 259: S. 1333-1337.

[261] PERREZ M., Counseling and Preventive Intervention for HIV-positive Persons and AIDS-Patients. In: Paccaud F. (Ed), Assessing AIDS-Prevention. Basel, 1992.

[262] PERREZ M. ET AL., Belastungsbewältigung bei HIV-Positiven - Moderatoreffekte zwischen Belastung und psychischer Gesundheit. Schweiz Zschr Psych 1990; 49: S. 48-56.

[263] KELLER MAX, Rechtliche Bedeutung des Status "HIV-positiv" - Leitfaden für Sozialversicherungsrecht, Privatversicherungsrecht, Arbeitsrecht und Strafrecht. Basel: Helbing und Lichtenhahn, 1993.

[264] ALBONICO H., Zur psychosomatischen Relevanz der Diagnose einer HIV-Infektion - AIDS-Prävention auf neuen Wegen. Schweiz. Zschr. GanzheitsMedizin 1993; 5: S. 234-238.

[265] VOGT FELICITAS, Drogen, Sekten, New Age - Bewusstseinserweiterung um jeden Preis? Dornach: Verlag am Goetheanum, 1992: S. 9.

[266] IRONSON G. ET AL., Changes in Immune and Psychological Measures as a Function of Anticipation and Reaction to News of HIV-1-Antibody Status. Psychosom Med 1990; 52: S. 247-270.

[267] FRIGO M.A. ET AL., The Impact of Stuctured Counselling in Acute Psychiatric Reactions associated with LAV/HTLV-III-Antibody-Testing. Proc. 114th Ann Meet Am Publ Health Assoc; Las Vegas, 1986.

[268] HAGENBERG U., in: Jäger J. (Ed), AIDS - Psychosoziale Betreuung von AIDS- und AIDS-Umfeld-Patienten. Stuttgart, 1987.

[269] CHUANG H. ET AL., Psychosocial Distress and Well-being among Gay and Bisexual Men with HIV-Infection. Am J Psych. 1989; 146: S. 876-880.

[270] SOLOMON G.F. ET AL., Psychoneuroimmunologic Aspects of Human Immunodeficiency Virus Infection. In: Ader Robert, Felten David, Cohen Nicholas, a a O, S. 1081-1113.

[271] BRAUCHLI PETER, Psychoneuroimmunologie und HIV-Infektion: Eine Längsschnittstudie mit HIV-infizierten Personen. (Dissertation ETH Nr. 11087) Zürich: ETH, 1995.

[272] CLEMENT U., Ein psychodynamischer Ansatz zum Verständnis des ungeschützten Geschlechtsverkehrs HIV-Positiver. Psychother Psychosom med Psychol 1990; 40: S. 401-505.

[273] CALABRESE L. ET AL., Persistence of High Sexual Activity among Homosexual Men. AIDS Research 1986; 2: S. 357-361.

[274] RENGGLI FRANZ, Selbstzerstörung aus Verlassenheit - Die Pest als Ausbruch einer Massenpsychose im Mittelalter. Hamburg: Rasch und Röhring, 1992.

[275] HARTMANN LUKAS, Die Seuche. Zürich/Frauenfeld: Nagel & Kimche: 1992.

[276] WESTHOFF JUSTIN, Die ratlose Republik. Bild der Wissenschaft 1985; 12: S. 88-94.

[277] CENTERS FOR DISEASE CONTROL, Revision of the CDC case definition for acquired immunodefieciency syndrome. MMWR 1987; 36 (Suppl 1): S. 1-15.

[278] CENTERS FOR DISEASE CONTROL, 1993 Revised Classification System for HIV Infection and Expanded Surveillance Case Definition for AIDS among Adolescents and Adults. MMWR 1992; 41: S. 1-19.

[279] BUNDESAMT FÜR GESUNDHEITSWESEN, Neue Klassifikation der HIV-Infektion in der Schweiz für Erwachsene per 1. Januar 1994. BAG Bulletin 1993; 39: S. 696-699.

[280] BUNDESAMT FÜR GESUNDHEITSWESEN, Präzisierung zur Revision der AIDS-Falldefinition: Welche Fälle melden? BAG Bulletin 1993; 39: S. 700.

[281] BUNDESAMT FÜR GESUNDHEITSWESEN, AIDS-Diagnosen: Stabilisierung der Zahl, oder doch nicht? BAG Bulletin 1996; 12: S. 4.

282 PAPADOPULOS-ELEOPULOS E. ET AL., 1993, a a O.

283 PAPADOPULOS-ELEOPULOS E. ET AL., Has Gallo proven the role of HIV in AIDS? Emergency Med 1993; 5: S. 113-123.

284 HÄSSIG A. ET AL., Offene Fragen zur Spezifität der Anti-HIV-Antikörper. Schweiz Zschr GanzheitsMedizin 1996; 6: S. 294-298.

285 LAURITSEN J., Poison by Prescription - The AZT-story. New York: Asklepios, 1990. Deutsch: Gift auf Rezept - Die AZT-Story. Dortmund: pad-Verlag, Postfach 10 30 61.

286 CONCORDE COORDINATING COMMITTEE, Concorde: MRC/ANRS randomised double-blind controlled trial of immediate and deferred zidovudine in symptom-free HIV infection. Lancet 9. 4. 1994; 343: S. 871-881.

287 HAMILTON J., Preliminary report from the Veterans Administration Cooperative Study 198 on AZT therapy to the Antiviral Drugs Advisory Committee. Washington 14.12.1990.

288 MÜLLER ROGER, Skepsis gegenüber einem Medikament, das krank macht. Azidothymidin, einst die "erste Waffe gegen AIDS", gerät zur Zeit mehr und mehr ins Kreuzfeuer der Kritik. Weltwoche 25. 6. 1992; 26: 55.

289 CALLEN MICHAEL, Surviving AIDS. New York: HaperPerennial, 1990.

290 SONNTAGS-ZEITUNG, "HIV-Infizierte können mit den neuen Substanzen womöglich dreissig bis vierzig Jahre überleben" - Facharzt Ruedi Lüthy plädiert für eine schnelle Zulasssung von Epivir und Protease-Inhibitoren, den neuen Mitteln gegen HI-Viren. Sonntags Zeitung 11. 2. 1996: S. 20.

291 ABOULKER J.P., The place of protease inhibitors in antiretroviral combination therapy. Curr Opinion in Infect Dis 1996; 9: S. 20.

292 FACTS, AIDS - Blitzkrieg in der Blutbahn. Facts 1996; 27: S. 94-100.

293 F. HOFFMANN-LA ROCHE AG (HSG), Wenn die Enzymschere klemmt. Roche Magazin 1996; 54: S. 15.

294 BUNDESAMT FÜR GESUNDHEITSWESEN, Rückläufige AIDS-Meldungen - gibt es tatsächlich weniger Fälle?, BAG Bulletin 27.1.1997: S. 10-12.

295 NAGER FRANK, a a O: S. 321.

296 ANTONOVSKY A., Health, stress and coping: New perspectives on mental and physical well-being. San Francisco: Jossey-Bass, 1979.

297 ANTONOVSKY A., Unraveling the Mystery of Health - How People Manage Stress and Stay Well. San Francisco: Jossey-Bass, 1987.

298 ANTONOVSKY A., Die salutogenetische Perspektive: Zu einer neuen Sicht von Gesundheit und Krankheit. Meducs 1989; 2: S. 51-57.

299 PAULI H.G., Von der Bekämpfung der Krankheit zur Erhaltung der Gesundheit - Paradigmenwechsel? In: Schüffel W. (Hsg), Sich gesund fühlen im Jahr 2000 - Der Arzt, sein Patient und die Krankheit; die Technologie, das Team und das System. Berlin: Springer, 1988.

300 PAULI H.G., Wandel des Denkens in der Medizin - eine Chance für Wissenschaft und Praxis. In: Germann H.U. et al (Hsg), Das Ethos der Liberalität. Fribourg/Freiburg/Wien: Herder Universitätsverlag, 1993.

301 PAULI H.G., Gesundheit und Krankheit: Sozialmedizinische und medizinsoziologische Aspekte. In: von Uexküll Th., Adler R. et al (Hsg), Psychosomatische Medizin, 5. Aufl. München/Wien/Baltimore: Urban & Schwarzenberg, 1996.

302 OWEN BOB, Geheilt von AIDS. Ritterhude, Deutschland: Waldthausen Verlag, 1989.

303 ASISTENT-MARKOFF NIRO, Das heilende Ja - Die Geschichte meiner AIDS-Heilung. Grafing, Deutschland: Aquamarin-Verlag, 1993.

304 HARRIS ROSMARIE, HIV - Das fatale Dogma. Grünenmatt, Schweiz: freie print edition, 1994.

305 ESCH HANS-JÜRGEN, AIDS? Du hast Chancen! München: Helix, 1993.

306 ROTH REMO, Hat AIDS einen Sinn? Zürich: IKOS, 1994.

307 CALLEN MICHAEL, a a O.

308 RYSER STEFAN, Weber Marcel, Gentechnik - Was läuft bei Roche? Basel: Editiones "Roche", 1991: S. 7.

309 GEN SUISSE, Die Gentechnik, eine Chance und Herausforderung. Bern: Gen Suisse, Postfach, 1991.

310 PORTMANN ADOLF, Entlässt die Natur den Menschen? Zürich: Ex Libris, 1970: S. 215.

311 HEMLEBEN JOHANNES, Das haben wir nicht gewollt - Sinn und Tragik der Naturwissenschaft. Frankfurt am Main: Fischer Taschenbuch, 1981.

312 ARBEITSGRUPPE AM LOUIS BOLK INSTITUUT, DREIBERGEN, HOLLAND, Genmanipulation an Pflanze, Tier und Mensch - Grundlagen zur Urteilsbildung. Stuttgart: Verlag Freies Geistesleben, 1994.

313 ARBEITSKREIS FÜR ERNÄHRUNGSFORSCHUNG, Gentechnik - Was verursacht der Mensch durch den Griff in die Erbanlagen? Bad Liebenzell-Unterlengenhardt: Arbeitskreis für Ernährungsforschung e V, 1996.

314 KOECHLIN FLORIANNE, AMMANN DANIEL (HSG), "morgen" - Materialienband zur Gen-Schutz-Initiative der Schweizerischen Arbeitsgruppe Gentechnologie SAG. Zürich: Realotopia-Verlagsgenossenschaft, 1995.

315 AMMANN DANIEL, Gentechnologie und Nahrungsmittel - Eine Risikodiskussion. Ärztinnen und Ärzte für Umweltschutz, Postfach 619, 2800 Delémont, 1994.

316 HINGST WOLFGANG, Zeitbombe Gentechnik. Ein Bericht über die "Umschöpfung" der Natur und die Träume vom Sieg über Krebs und AIDS, über Chimären aus Affe und Mensch, über Neuzüchtungen und gentechnologische Waffen. Orac Verlag: 1988.

317 HUBBARD R., WALD E., Exploding the Gene Myth. How genetic information is produced and manipulated by scientists, physicians, employers, insurance companies, educators, and law enforcers. Boston: Beacon, 1993.

318 GEN SUISSE, Inseratekampagne 1991.

319 CRICK FRANCIS, in: Commoner B., Failure of the Watson-Crick Theory as a Chemical Explanation of Inheritance. Nature 1968; 220: S. 334-340.

320 Die fachliche Darstellung in diesem Kapitel basiert auf:
KÜNG VALENTIN, Gentechnologie im medizinischen Bereich. Technology Assessment TA 1995; 9, Schweizerischer Wissenschaftsrat, Inselgasse 1, 3002 Bern.

321 FORUM GEN, Inseratekampagne 1996.

322 FISCHER ERNST PETER, KLOSE SIGMAR, The diagnostic challenge - The human genome. München: Piper, 1995.

323 BREO D., a a O.

324 EUROPEAN COMMISSION, SCIENCE RESEARCH DEVELOPMENT, Biotechnology 1994-1998 Information Package. Bruxelles: EU, 1994.

325 KLETZHÄNDLER M., Verheissung und Fluch der Erkenntnis - Philosophische Gespräche mit Hans Saner. 3. Teil: Der Griff in das Buch des Lebens - über Risiken und Chancen in Genforschung und Gentechnologie. Vita Sana Magazin 1994; 4: S. 22-28.

326 CHARGAFF ERWIN, Armes Amerika - Arme Welt. Stuttgart: Klett-Cotta, 1994: S. 63.

327 CHARGAFF E., Mörderische Versuche, die Krankheit zu Tode zu heilen - Über die ethische Kurzsichtigkeit der Naturwissenschaften und ihre Arbeit an der Bestialisierung des Menschen. Frankfurter Allgemeine Zeitung 28. 3. 1994; 73: S. 29.

328 HOFMANN H., IVI-Institut Bern: Das "Fort Knox" der Veterinärmedizin - Die Schweiz setzt neue Massstäbe in Biosicherheit. Ärzte Woche 5. 10. 1994: S. 6-7.

329 INDEPENDENT GROUP OF SCIENTIFIC AND LEGAL EXPERTS ON BIOSAFETY (HSG), Biosafety - Scientific Findings and Elements of a Protocol. Penang: Third World Network, 228 Macalister Rod, 1996.

330 SALYERS A., SCHOEMAKER J., Broadhost range gene transfer: plasmids and conjugative transposons. FEMS Microbiology Ecology 1994; 15: S. 15-22.

[331] TSCHAPE H., the spread of plasmids as a function of bacterial adaptability. FEMS Microbiology Ecology 1994; 15: S. 23-32.

[332] ROBERT KOCH-INSTITUT, Epidemiol Bull 1996; 20: S. 137-138.

[333] ROBERT KOCH-INSTITUT, Epidemiol Bull 1996; 30: S. 205-206.

[334] WHO, Weekly Epidemiol Record 1996; 71: S. 267-268.

[335] WHO, The World Health Report. Geneva: WHO, 1996.

[336] HEISTERKAMP JENS, Der biotechnische Mensch. Genetische Utopien und ihre Rechtfertigung durch "Bioethik". Frankfurt am Main: Info3-Verlag, 1994.

[337] GRAENICHER P., Das "Gen für langes Leben" vom Gardasee - Amerikanische Forscher stellten im Labor ein "Protein gegen Herzinfarkt" her. Ärzte Woche 22.2.1995: S. 6.

[338] SCHWEIZERISCHE AKADEMIE DER MEDIZINISCHEN WISSENSCHAFTEN, Richtlinien zur Definition und Feststellung des Todes im Hinblick auf Organtransplantationen. Schweiz. Aerztezeitung 1996; 77: S., 1773-1781.

[339] PRAXIS, Neue Impfstoffe - Zürcher Forscher warnen. Schweiz. Rundschau Med. (Praxis) 1991; 80.

[340] OEHEN ST., HENGARTNER H., ZINKERNAGEL R., Vaccination for Disease. Science 11.1.1991: S. 195-198.

[341] Arznei-Telegramm 11. 10. 1996; 10: S. 93-94.

[342] SLLUTSKER L. ET AL., Eosinophilia-Myalgia Syndrome Associated With Exposure to Tryptophan from a Single Manufacturer. JAMA 1990; 264: S. 213-217.

[343] TAKAGI H. ET AL., Enhanced Collagen Synthesis and Transcription by Peak E, an Contaminant of L-Tryptophan Preparations Associated with the Eosinophilia Myalgia Syndrome Epidemic. J Clin Invest 1995; 96: S. 2120-2125.

[344] TEUSCHER A., BERGER W., Hypoglycaemia unawareness in diabetics transferred from beef/porcine to human insulin. Lancet 1987; ii, S.382-385.

[345] EGGER M., SMITH G., TEUSCHER A., Risk of severe hypoglycaemia in insulin treatid diabetic patients transferred to human insulin: a case control study. BMJ 1991; 303: S. 617-621.

[346] EGGER M., SMITH G., TEUSCHER A., For Debate: Human insulin and unawareness of hypoglycaemia: a randomised double-blind crossover trial. BMJ 1992; 305: S. 351-355.

[347] Physicians desk reference PDR 36th edition. New York: Medical Economics, Montvale, 1982.

[348] TATTERSAL R., GILL G., Unexplained deaths of type 1 diabetic patients. Diabetic Medicine 1995; 8: S. 49-58.

[349] THODARSON H., SOVIK O., Dead in bed syndrome in young diabetic patients in Norway. Diabetic Medicine 1995; 12: S. 782-787.

[350] SARTON G., DAHLQUIST G., Short-term mortality in childhood onset insulin-dependent diabetes mellitus: a high frequency of unexpected deaths in bed. Diabetic Medicine 1995; 12: S. 607-611.

[351] Patientenvereinigung zur Erhaltung des natürlichen Insulins PVNI - Schweiz, Lindenhof, 3012 Bern (Rundbriefe).

[352] TEUSCHER A., Bellagio Report 1996 - Internationale Arbeitsgruppe Insulin. Schweizerische Ärztezeitung 1996; 31: S. 1272.

[353] SCHWAZER H., Die Impfdiktatur. Südtiroler Profil 26. 6. 1995; 26: S. 7.

[354] DEINHARDT F., ZUCKERMAN A., Immunisation against hepatitis B. Report of a WHO Meeting on Viral Hepatitis. J med Virology 1985; 17: 209-217.

[355] JILG W., DEINHARDT F., Ergebnisse der Immunisierung mit einem aus rekombinanten Hefezellen stammenden Hepatitis-B-Impfstoff. J Infect 1986; 13 (Suppl A): S. 1-3.

[356] ZUCKERMAN A., Mise au point de nouveaux vaccins anti-hépatite B. Bull ONS 1987; 65: S. 785-795.

[357] BUNDESAMT FÜR GESUNDHEITSWESEN, Empfehlungen zur Hepatitis-B-Impfung Stand April 1996. BAG-Bulletin, Supplementum II April 1996: S. 1-6.

[358] MORGAN P., Hepatitis B Vaccine: Still has its problems. Ped Hematology Oncology 1995; 12: S. 1115-1116.

[359] SCHWEIZERISCHES SERUM & IMPFINSTITUT BERNA, Impfschutz für Reisende. Bern 1996. Postfach, 3001 Bern.

[360] QUAST U., THILO W., FESCHAREK R., a a O: S. 66.

[361] SHAW F. ET AL., Postmarketing surveillance for neurologic adverse events reported after Hepatitis B Vaccination. Am J Epidemiol 1988; 127: S. 337-352.

[362] HERROELEN L. ET AL., Central nervous system demyelination after immunisation with recombinant hepatitis B vaccine. Lancet 9.11.1991: S. 1174-1175.

[363] CLASSEN J., Childhood immunisation and diabetes mellitus. New Zealand Med J 24. 5. 1996: S. 195-196.

[364] CARMAN W. ET AL., Vaccine-induced escape mutant of hepatitis B virus. Lancet 1990; 336: S. 325-329.

[365] CENTERS FOR DISEASE CONTROL, Adverse Events following immunizations - Surveillance Report. a a O: S. 6.

[366] FARRINGTON P. ET AL., a a O.

[367] MORDASINI C., Zur Betreuung Erwachsener mit Zystischer Fibrose (Skript). Bern, 6. 4. 1995. Pneumologische Abteilung, Tiefenauspital, 3004 Bern.

[368] KELLER ANNEMARIE, Pulmozyme - Ein grosser Schritt vorwärts in der Behandlung der Mukoviszidose. Conspectus Pharma-Info 1994; 3: S. 5-6.

[369] ROCHAT TH., Gentherapie der Zystischen Fibrose. (Vortrag anlässlich der Generalversammlung der Schweizerischen Gesellschaft für Zystische Fibrose vom 29. 3. 1996) Division de Pneumologie, Hôpital Cantonal Universitaire, 1211 Genève.

[370] BLUMBERG A., Der therapeutische Einsatz von Erythropoietin. Haemo Dezember 1995: S. 5-6.

[371] F. HOFFMANN-LA ROCHE, Neupogen bekämpft Nebenwirkungen der Chemotherapie. Roche Magazin 1995; 40: S. 22.

[372] SCHWEIZERISCHE ARBEITSGRUPPE GENTECHNOLOGIE, gen-schutz-Initiative. Schweizerische Eidgenossenschaft, Bundesblatt 12. 5. 1992.

[373] WRIGHT S., The physiology of gene. Physiological Reviews 1941; 21: S. 487-527.

[374] VESTER FREDERIC, a a O.

[375] STROHMAN R., Epigenesis: The Missing Beat in Biotechnology? Biotechnology 12. 2. 1994: S. 156-164. Auf Deutsch: Epigenese: Ein fehlender Erklärungsweg in der Biotechnologie, Forschungsschwerpunkt Biotechnik, Gesellschaft und Umwelt (BIOGUM) der Universität Hamburg 1995; 5.

[376] NIJHOUT H., Metaphors and the Role of Genes in Development. Bioessays 1990; 9: S. 441-446.

[377] MCCLINTOCK B., The Significance of Responses of the Genome to Challenge. Science 1984; 226: S. 792-801.

[378] KOLLEK R., The gene - that obscure object of desire. In: Baumann Miges, Bell Janet, Koechlin Florianne, Pimbert Michel (Eds.), The Life Industry. London: Intermediate Technology Publications, 1996: S. 69-76.

[379] SHIEH B. ET AL., The ninA gene required for visual transduction in Drosophila encodes a homologue of cyclosporin A-binding protein. Nature 2. 3. 1989; 338: S. 67-70.

[380] JOHNS D.R., The other human genome: Mitochondrial DNA and desease. Nature Medicine 1996; 2: S. 1065-1068.

381 WEISSMANN CHARLES, Der Feind im eigenen Hirn - Sogenannte Prionen sollen Rinderwahnsinn wie auch menschliche Krankheiten verursachen. In: Neue Zürcher Zeitung, NZZ-Folio November 1995: S. 53-57.

382 COLLINGE J. ET AL., Molecular analysis of prion strain variation and the aetiology of 'new variant' CJD. Nature 1996; 383: S. 658-690.

383 AGUZZI A., WEISSMANN CH., A suspicious signature. Nature 1996; 383: S. 666-667.

384 ROSE ST., The rise of neurogenetic determinism. Nature 1995; 373: S. 380-382. Auf Deutsch: Der Aufstieg des neurogenetischen Determinismus. Forschungsschwerpunkt Biotechnologie, Gesellschaft und Umwelt (BIOGUM) der Univerität Hamburg 1995; 5.

385 HEUSSER P., Das zentrale Dogma nach Watson und Crick und seine Widerlegung durch die moderne Genetik. Verhandlungen der Naturforschenden Gesellschaft in Basel 30. 5. 1989; 99: S. 1-14.

386 VAN DER WAL J., "Gene agieren nicht, sie reagieren". In: Arbeitsgruppe am Louis Bolk Instituut, Driebergen, Holland, Genmanipulation an Pflanze, Tier und Mensch. a a O: S. 167-199.

387 WEIZSÄCKER CHRISTINE, Biodiversity Newspeak. In: Baumann Miges a a O: S. 53-68.

388 SOMMER JÜRG, Das Malaise im Gesundheitswesen. Zürich: Orell Füssli, 1987.

389 STUDER HANS-PETER, Gesundheit in der Krise - Fakten und Visionen. Breganzona, Schweiz: Verlag Academia Alpina Medicinae Integralis, 1995.

390 SÜTTERLIN S., Eine Wunderwaffe wird stumpf, eine Horrorvision wahr. Antibiotika verlieren ihre Wirkung - Tuberkulose, Cholera etc. rücken wieder vor. Die Weltwoche 10. 8. 1995; 32: S. 20.

391 BERNER ZEITUNG, Infektionskrankheiten feiern tödliches Comeback. Bern 21.5.1996: S. 13.

392 WHO, The World Health Report 1996 - Fighting disease, fostering development. WHO: Genf 1996.

393 HERSCH JEANNE, Die Unfähigkeit, Freiheit zu ertragen. Zürich/Köln: Benziger Verlag, 1982: S. 24.

394 ARBEITSGEMEINSCHAFT COCHRANE COLLABORATION, Die Cochrane Collaboration. Schweiz Ärztezeitung 1996; 77: S. 117.